■担当編集委員
中村　茂
帝京大学医学部附属溝口病院整形外科教授

■編集委員
宗田　大
東京医科歯科大学名誉教授
国立病院機構災害医療センター院長

中村　茂
帝京大学医学部附属溝口病院整形外科教授

岩崎倫政
北海道大学大学院医学研究院
整形外科学教授

西良浩一
徳島大学大学院医歯薬学研究部
運動機能外科学教授

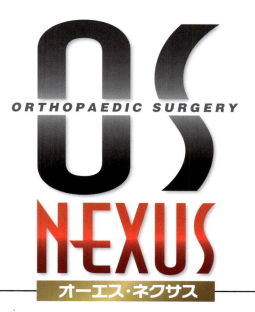
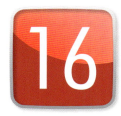

小児の四肢手術
これだけは知っておきたい

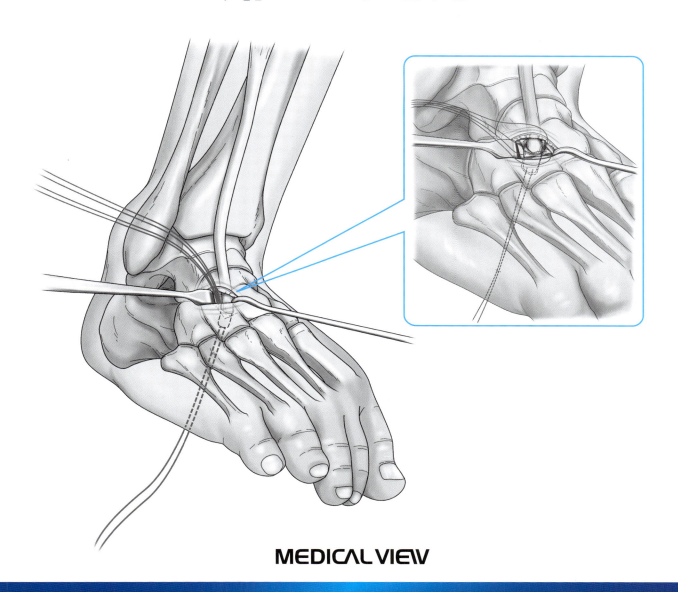

MEDICAL VIEW

本書では，厳密な指示・副作用・投薬スケジュール等について記載されていますが，これらは変更される可能性があります。本書で言及されている薬品については，製品に添付されている製造者による情報を十分にご参照ください。

OS NEXUS No.16
Surgical techniques for children's extremities - the essential knowledge
(ISBN 978-4-7583-1395-7 C3347)
Editor：SHIGERU NAKAMURA

2018.11.10　1st　ed

ⒸMEDICAL VIEW, 2018
Printed and Bound in Japan

Medical View Co., Ltd.
2-30 Ichigayahonmuracho, Shinjyukuku, Tokyo, 162-0845, Japan
E-mail　ed @ medicalview.co.jp

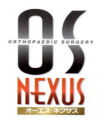

序　文

　美しいイラストで定評のある『OS NEXUS』シリーズのNo.16として「小児の四肢手術これだけは知っておきたい」をお届けします．小児の四肢手術の対象は，一般整形外科医が対応する機会の多い外傷と，小児専門医療機関で扱うことが多い疾患があります．本書では，その両者をバランスよく取り込み，上肢と下肢との部位別に分けて編集しました．

　上肢では，頻度の高い外傷として上腕骨顆上骨折と上腕骨外側顆骨折があります．どちらも緊急手術となることが多い外傷であり，その手術手技はすべての整形外科が習熟しておく必要があります．また，これら肘周囲骨折の後遺症の代表として内反肘があります．この内反肘に対する矯正手術は，一般の整形外科でも扱う可能性があり重要な手技です．一方，小児専門医療機関で扱うことが多い疾患としては，強剛母趾，Sprengel変形，先天性橈尺骨癒合症があります．小児専門医療機関で研修を受けている医師には本書でよく学んで実践に役立てていただきたいです．

　下肢では，頻度の高い外傷は大腿骨骨幹部骨折です．その手術適応，手技についてはすべての整形外科が知っておく必要があります．また，骨端線損傷などの外傷の後遺症としての脚長不等や下肢変形はしばしば遭遇する病態です．これらに対する下肢延長術，および骨端線抑制術を取り上げました．股関節疾患としては，大腿骨頭すべり症，Perthes病，発育性股関節形成不全，および遺残性亜脱臼があります．それぞれに対する手術手技には多くのコツが必要であり，その点を経験豊かな専門医に詳細に解説していただきました．膝蓋骨の恒久性膝蓋骨脱臼や先天性内反足に対する手術は，小児専門医療機関で研修する医師の習得項目として逃せません．

　これら小児の四肢手術を習得する際に，本書の美しいイラスト，ポイントの解説などが有力な助けとなることを願います．

2018年10月

帝京大学医学部附属溝口病院整形外科教授

中村　茂

小児の四肢手術
これだけは知っておきたい

CONTENTS

I 上肢

上腕骨顆上骨折に対する手術	中川敬介	2
上腕骨外側顆骨折の観血整復内固定術	太田憲和	18
内反肘に対する上腕骨外側楔状骨切り術	及川泰宏	26
強剛母指に対する腱鞘切開術	根本菜穂	36
Sprengel変形に対する肩甲骨Y字型骨切り術	瀬川裕子 ほか	42
先天性橈尺骨癒合症に対する手術	射場浩介 ほか	50

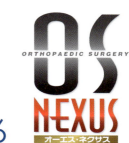

No.16

II 下肢

大腿骨骨幹部骨折に対する弾性髄内釘固定法（elastic stabilizing intramedullary nailing）	入江太一	64
脚長不等に対するリング型創外固定器による下肢延長手術	落合達宏	76
大腿骨遠位部変形に対するエイトプレートを用いた骨端線抑制術	吹上謙一	88
安定型大腿骨頭すべり症に対する in situ pinning（ISP）	小林大介	100
Perthes病に対する大腿骨内反骨切り術	滝川一晴	110
Perthes病に対する大腿骨内反回転骨切り術（ROWO）	渥美 敬	120
発育性股関節形成不全に対する観血的整復術 広範囲展開法（田辺法）	青木 清 ほか	130
遺残性亜脱臼に対するSalter骨盤骨切り術変法	和田晃房	152
恒久性膝蓋骨脱臼に対する制動手術	平良勝章 ほか	160
尖足に対するアキレス腱延長術	伊藤弘紀	168
先天性内反足遺残変形に対する前脛骨筋腱外側移行術	田村太資	176
先天性内反足に対する全距骨下関節解離術	薩摩眞一	184

執筆者一覧

■担当編集委員
中村　茂	帝京大学医学部附属溝口病院整形外科教授

■執筆者（掲載順）
中川　敬介	大阪市立総合医療センター小児整形外科医長
太田　憲和	東京都立小児総合医療センター整形外科医長
及川　泰宏	千葉県こども病院整形外科医長
根本　菜穂	埼玉県立小児医療センター整形外科医長
瀬川　裕子	東京医科歯科大学大学院医歯学総合研究科整形外科学
西須　孝	千葉県こども病院整形外科部長
射場　浩介	札幌医科大学医学部整形外科准教授
高橋　信行	札幌医科大学医学部整形外科・救急医学
山下　敏彦	札幌医科大学医学部整形外科教授
入江　太一	仙台市立病院整形外科医長
落合　達宏	宮城県立こども病院整形外科科長
吹上　謙一	ボバース記念病院小児整形外科部長
小林　大介	兵庫県立こども病院リハビリテーション科・整形外科部長
滝川　一晴	静岡県立こども病院整形外科医長
渥美　敬	昭和大学名誉教授, 佐々総合病院特別顧問
青木　清	旭川荘療育・医療センター整形外科診療副部長
赤澤　啓史	旭川荘療育・医療センター院長代理
寺本　亜留美	旭川荘療育・医療センター整形外科医長
和田　晃房	佐賀整肢学園こども発達医療センター整形外科科長
平良　勝章	埼玉県立小児医療センター整形外科科長
及川　昇	埼玉県立小児医療センター整形外科医長
伊藤　弘紀	愛知県心身障害者コロニー中央病院整形外科部長
田村　太資	大阪母子医療センターリハビリテーション科主任部長
薩摩　眞一	兵庫県立こども病院整形外科部長

学会編テキスト, 待望の改訂版！　小児整形外科の研修カリキュラムにも対応

改訂第2版 小児整形外科テキスト

◆監修　日本小児整形外科学会
◆編集　日本小児整形外科学会　教育研修委員会

日本小児整形外科学会　教育研修委員会のカリキュラムを基に, 小児整形外科医を目指す医師に必要なすべての情報を網羅し, 疾患の疫学から分類, 治療法や予後について, 豊富な写真とイラストで丁寧に解説。さらに, 小児特有の事象については一目でわかるように「Point」として強調して掲載し, 臨床検査基準値や各種成長曲線などの資料も充実！日常診療で小児を診るとき, 診ていて疑問が出たとき, 即役立つ1冊！小児整形外科分野は, 整形外科専門医必須受講14分野の1つであり, 本書は専門医取得を目指す医師も必読のテキストである。

定価（本体 9,500円+税）
B5変型判・394頁・2色刷
イラスト50点, 写真100点
ISBN978-4-7583-1374-2

目次

Ⅰ 総論
小児の診察
うちわ歩行・そとわ歩行
成長痛
骨端症
小児医療制度の歴史と今後
学校検診の歴史と新たな運動器検診
学童期のスポーツ検診

Ⅱ 検査
超音波検査
関節穿刺・造影
画像診断のピットフォール

Ⅲ 外傷
小児の骨折
肘内障, 上腕骨外側顆骨折
上腕骨顆上骨折（含む遠位骨端線離開）
Monteggia骨折
大腿骨頚部骨折, 大腿骨骨幹部骨折
スポーツ外傷・障害
被虐待児症候群

Ⅳ 上肢疾患
分娩麻痺, 分娩骨折
上肢先天異常, 合指症・多指症

Ⅴ 下肢疾患
発育性股関節形成不全
Perthes病
大腿骨頭すべり症
先天性膝関節脱臼・亜脱臼, 反張膝（先天性膝関節過伸展）
O脚（Blount病含む）・X脚
先天性下腿偽関節症
先天性内反足
垂直距骨, 内転足, 麻痺足
踵足, 外反扁平足
下肢の先天異常
脚長不等

Ⅵ 体幹
筋性斜頚, 炎症性斜頚
先天性側弯症
特発性側弯症
症候性側弯症
腰痛, 分離症

Ⅶ 骨系統疾患
FGFR3異常症（軟骨無形成症, 軟骨低形成症, タナトフォリック骨異形成症）
骨形成不全症
多発性骨端異形成症
Ⅱ型コラーゲン異常症（先天性脊椎骨端異形成症, Kniest骨異形成症, Stickler症候群1型）
骨幹端異形成症（Schmid型骨幹端異形成症）

Ⅷ 骨腫瘍
悪性（骨肉腫, Ewing肉腫, ほか）, 良性（類骨腫, 好酸球性肉芽腫症, 骨嚢腫, 線維性異形成症, ほか）

Ⅸ 血液疾患
白血病, 悪性リンパ腫

Ⅹ 症候群
Down症候群, Marfan症候群, Ehlers-Danlos症候群, Larsen症候群
先天性多発関節拘縮症

Ⅺ 筋・神経疾患
脳性麻痺, 二分脊椎
進行性筋ジストロフィー症
Charcot-Marie-Tooth病

Ⅻ 炎症性疾患
若年性特発性関節炎
化膿性関節炎, 細菌性骨髄炎
単純性股関節炎

資料

メジカルビュー社
http://www.medicalview.co.jp
〒162-0845　東京都新宿区市谷本村町2番30号
TEL.03(5228)2050　　FAX.03(5228)2059
E-mail（営業部）eigyo@medicalview.co.jp

※ご注文, お問い合わせは最寄りの医書取扱店または直接弊社営業部まで。

スマートフォンで書籍の内容紹介や目次がご覧いただけます。

先天性股関節脱臼を見逃さない！ 進行させない！

先天性股関節脱臼の診断と治療

編集 **尾﨑 敏文**
岡山大学大学院医歯薬学総合研究科整形外科学教室教授

赤澤 啓史
旭川荘療育・医療センター院長代理

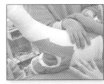
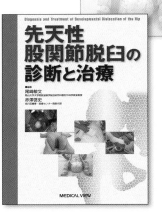

先天性股関節脱臼は，予防啓発の浸透で患者数が減った分，診断経験のある医師が減り，1歳を超え歩行が開始されてから脱臼が発見されるケースが近年増加しつつある。本書では，まずは脱臼を見逃さないための診断技術と，早期発見症例に対する保存療法を解説し，症状が進行した症例に対する手術療法については，年齢別に適応を記し詳述。コツ，ポイント，アドバイス，ピットフォールで，診断・治療の各場面の要点をコンパクトに理解できるよう配慮した紙面構成。先天性股関節脱臼のすべてを網羅した決定版。

定価（本体 7,000 円＋税）
B5変型判・176頁・2色刷
写真 235点，イラスト 85点
ISBN978-4-7583-1360-5

目次

Ⅰ 先天性股関節脱臼の基礎
・先天性股関節脱臼治療の変遷
・股関節の発生と発育
・疫学

Ⅱ 診断
・診断・理学所見のとり方
・画像診断

Ⅲ 保存療法
・保存療法の変遷
・リーメンビューゲル（Rb）法
・overhead traction 法
・牽引による整復－開排位持続牽引整復法－

Ⅳ 手術療法
・手術療法の変遷
・年齢からみた観血的整復の適応と考え方

◆各観血的整復術の適応と基本的な手技
・Ludloff 法
・前方法
・広範囲展開法（田辺法）
　①基本的な考え方
　②応用
　③問題点
・高年齢発見の症例に対する手術
　－症例呈示と手技のコツ－

◆遺残性亜脱臼に対する手術
・遺残性亜脱臼とは
・乳児期以降の遺残性亜脱臼に対する手術
　① Salter 骨盤骨切り術
　② Pemberton 骨盤骨切り術
　③ 骨盤骨切り＋大腿骨骨切り術
・思春期以降の遺残性亜脱臼に対する手術
　① triple osteotomy
　② Sakalouski 骨盤骨切り術
　③ 寛骨臼骨切り＋大腿骨骨切り併用手術

股関節の骨切り手技をこの一冊に凝縮！

股関節骨切り術のすべて

編集 **糸満 盛憲**
独立行政法人労働者健康福祉機構
九州労災病院院長

股関節の骨切り術は股関節において人工関節置換術と並ぶ大きなテーマである。本書では，骨盤の骨切り術，大腿骨の骨切り術に加え，小児例，骨切り術後のTHA例などの「股関節機能を快復させる手術手技」を，豊富かつ精緻なイラストと共に徹底解説。疾患の進行期，患者の年齢などによってどの手技が適応となるか，どう展開するか，ブラインドでの骨切りをどう進めるか，予後と追跡調査をどうするか，など手術を行ううえでのポイントとコツが満載！

定価（本体 19,000 円＋税）
A4判・352頁・オールカラー
上製本・イラスト 350点，写真 150点
ISBN978-4-7583-1358-2

目次

1. 骨切り術に必要な股関節の解剖

2. 骨盤の骨切り術
臼蓋形成術（Spitzy法）／寛骨臼移動術／寛骨臼回転骨切り術（田川）／偏心性寛骨臼回転骨切り術／Bernese Periacetabular Osteotomy（PAO）／MIS-Curved Periacetabular Osteotomy／他

3. 大腿骨側の骨切り術
楔状内反骨切り術（Pauwels I）／楔状外反骨切り術（Pauwels II）／転子間弯曲内反骨切り術／大腿骨外反伸展骨切り術（Bombelli）／他

4. FAIと手術療法
FAI（Femoroacetabular impingement）に対する手術療法の考え方と手技

5. 小児期の股関節骨切り術
小児股関節の解剖／DDH・Perthes病に対するSalter手術／他

6. 骨切り術既往歴のある症例・高位脱臼股に対するTHA
寛骨臼回転骨切り術症例に対するTHA／Chiari骨盤骨切り術症例に対するTHA／大腿骨短縮骨切りによるTHA／他

メジカルビュー社
http://www.medicalview.co.jp

〒162-0845 東京都新宿区市谷本村町2番30号
TEL.03(5228)2050 FAX.03(5228)2059
E-mail（営業部）eigyo@medicalview.co.jp

※ご注文、お問い合わせは最寄りの医書取扱店または直接弊社営業部まで。

スマートフォンで書籍の内容紹介や目次がご覧いただけます。

電子版の閲覧方法

メジカルビュー社 eBook Library

本書の電子版をiOS端末，Android端末，Windows PC（動作環境をご確認ください）でご覧いただけます。下記の手順でダウンロードしてご利用ください。
ご不明な点は，各画面のヘルプをご参照ください。

1 会員登録（すでにご登録済みの場合は2にお進みください）

まず最初に，メジカルビュー社ホームページの会員登録が必要です（ホームページの会員登録とeBook Libraryの会員登録は共通です）。PCまたはタブレットから以下のURLのページにアクセスいただき，「新規会員登録フォーム」からメールアドレス，パスワードのほか，必要事項をご登録ください。

https://www.medicalview.co.jp/ebook/

▶右記のQRコードからも進めます

2 コンテンツ登録

会員登録がお済みになったら「コンテンツ登録」にお進みください。
https://www.medicalview.co.jp/ebook/ のページで，1 会員登録したメールアドレスとパスワードでログインしていただき，下記のシリアルナンバーを使ってご登録いただくと，お客様の会員情報にコンテンツの情報が追加されます。

本書電子版のシリアルナンバー
コイン等で削ってください

※本電子版の利用許諾は，本書1冊について個人購入者1名に許諾されます。購入者以外の方の利用はできません。
また、図書館・図書室などの複数の方の利用を前提とする場合には、本電子版の利用はできません。
※シリアルナンバーは一度のみ登録可能で、再発行できませんので大切に保管してください。また，第三者に使用されることの無いようにご注意ください。

3 ビュアーアプリのインストール

お客様のご利用端末に対応したビュアーをインストールしてください。

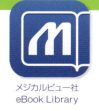
メジカルビュー社
eBook Library

⬇ **iOS版**『メジカルビュー社 eBook Library』ビュアーアプリ（無料）
App Storeで「メジカルビュー社」で検索してください。

⬇ **Android OS版**『メジカルビュー社 eBook Library』ビュアーアプリ（無料）
Google Play で「メジカルビュー社」で検索してください。
※Kindle Fireには対応しておりません。恐れ入りますが他の端末をご利用ください。

⬇ **Windows PC版**『メジカルビュー社 eBook Library』ビュアー（無料）
http://www.medicalview.co.jp/ebook/windows/ のページから
インストーラーをダウンロードしてインストールしてください。

4 コンテンツの端末へのダウンロード

❶ 端末のビュアーアプリを起動してください。

❷ 書棚画面上部メニュー右側の ⚙ アイコンを押すと，ユーザー情報設定画面が表示されます。
（Android版，Windows版 は表示されるメニューから「ユーザー情報設定」を選択）

ユーザー情報
メールアドレス
パスワード

設定

※画面やアイコンは変更となる場合がございます。

ここでは，**1** の手順で会員登録したメールアドレスとパスワードを入力して「設定」を押してください。
この手順により端末にコンテンツのダウンロードが可能になります。会員登録と違うメールアドレス，パスワードを設定するとコンテンツのダウンロードができませんのでご注意ください。

❸ 書棚画面上部メニューの ➕ アイコンを押すとダウンロード可能なコンテンツが表示されますので，選択してダウンロードしてください。
ダウンロードしたコンテンツが書棚に並び閲覧可能な状態になります。選択して起動してください。

※PCとタブレットなど2台までの端末にコンテンツをダウンロードできます。

5 コンテンツの端末からの削除

端末の容量の問題等でコンテンツを削除したい場合は下記の手順で行ってください。

❶ 書棚画面上部メニューの ➖ アイコンを押すと，端末内のコンテンツが一覧表示されます。コンテンツ左側の削除ボタンを押すことで削除できます。

※コンテンツは **4** の ❸ の手順で再ダウンロード可能です。
※端末の変更等でご使用にならなくなる場合，コンテンツを端末から削除してください。コンテンツをダウンロードした端末が
　2台あり，削除しないで端末を変更した場合は新たな端末でコンテンツのダウンロードができませんのでご注意ください。

ビュアーの動作環境　※2018年10月1日時点での動作環境です。バージョンアップ等で変更になる場合がございますので当社ウェブサイトでご確認ください。

iOS
iOS 8.3 以降をインストールできる iOS 端末

Windows PC　※Macintosh PCには対応していません。
Windows 7/Windows 8.1/Windows10を搭載のPC
（CPU：Core i3 以上，メモリ：4GB 以上，
ディスプレイ：1,024 x 768 以上の画面解像度）

Android
RAM を 1GB 以上搭載した，Android OS 4.0 以降を
インストールできる端末
※Kindle Fire には対応しておりません。恐れ入りますが他の端末をご利用ください。

上肢 I

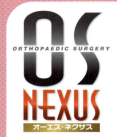

I. 上肢
上腕骨顆上骨折に対する手術

大阪市立総合医療センター小児整形外科　中川　敬介

Introduction

上腕骨顆上骨折は，小児肘周辺骨折のなかで最も頻度が高く，日常診療において遭遇することが多い。治療法には，徒手整復，牽引（介達・直達），経皮的鋼線刺入固定術，観血的整復固定術などが挙げられる。かつては転位の大きな上腕骨顆上骨折に対しても牽引治療の適応とされることがあったが，臥床期間が長くなるため，最近はほとんど行われない。

手術療法における特に重要なポイントとしては，いかに内反肘を生じさせないかということと，血管神経損傷（および疑い）例への対応，の2点が挙げられる。

術前情報

●治療方針の決定

転位がなく徒手整復を必要としない例は，外固定のみで治療する。ただし，転位が軽度でも内側に第3骨片や粉砕が存在する例は，ギプス内で転位することがあり，経皮的鋼線刺入固定術を検討する。内反肘を生じれば，自然矯正はほとんど期待できない。

転位のある例には徒手整復を行い，安定性が得られれば外固定のみでも治療が可能であるが，現在では安定していても経皮的鋼線刺入固定術を施行することが多い。

徒手整復により整復が得られない例，血管損傷により末梢の循環障害がみられる例，開放骨折例，などでは観血的整復固定術の適応となる。

閉鎖性骨折で神経麻痺症状のみが存在する場合は，観血的に神経を確認する必要はないが，徒手整復しても完全な整復位が得られない場合は，神経が嵌入していることがあり，手術療法を検討する。

血管損傷（および疑い）例に対する治療方針は後述する。

●麻酔
全身麻酔にて行う。

●手術時期

絶対的緊急手術の適応ではないが，受傷からの経過時間が短いほうが腫脹が少なく，整復も容易である。手術が受傷後24時間以降になるときは，直達または介達牽引で待機するほうが手術は行いやすい。介達牽引は直達牽引に比べて水疱形成など皮膚トラブルが多いので注意する。

末梢循環障害が存在する場合は，血管修復が可能な準備をしたうえで緊急手術として対応する。

手術進行

専用整復台を用いた腹臥位での経皮的鋼線刺入固定術
1. 準備，セッティング
2. 整復
3. 鋼線刺入
   - 外側からの刺入
   - 内側からの刺入
   - 後方からの刺入
4. 固定性および血流の確認
5. 外固定

仰臥位での経皮的鋼線刺入固定術
1. 準備，セッティング
2. 整復
3. 鋼線刺入
   - 外側からの刺入
   - 内側からの刺入

仰臥位での観血的整復固定術
（1 は仰臥位での経皮的鋼線刺入固定術と同じ）
2. 皮切
3. 整復固定のための展開

● 分類

よく用いられる分類を 表1 に示す。

● 手術体位の選択

徒手整復および経皮的鋼線刺入固定術を行う場合には，腹臥位（または側臥位）法と仰臥位法が存在する。海外の成書では仰臥位法の記述が多いが，わが国では，1980～90年代の横江，服部らの報告以降，専用の整復台を用いた腹臥位法がよく行われてきた[1]。

手術手技は腹臥位法のほうが比較的習熟しやすいと思われる。ただし，腹臥位法では，術中に展開に移行できないこと，頻度は少ないものの血管神経の絞扼を生じるリスクがあること，などの欠点がある。逆に，仰臥位法はこれらの事態に対応しやすいが，若干の慣れを要する。観血的整復固定術を行う場合は仰臥位で行う。

著者は基本的には腹臥位法を行っているが，血管神経損傷例（および疑い例），転位が大きい例では仰臥位法を選択している。また，骨折部の形状が鋭の症例に対しても仰臥位法を選択することが多い。

阿部-Smith分類	1型：転位なし
	2型：矢状面での屈曲転位が主体
	3型：中等度の転位，骨片間に接触あり
	4型：転位著明，骨片間に接触なし
Modified Gartland分類	1型：転位なし
	2型：後方骨皮質の連続性あり
	3型：骨片間に接触なし
	4型：骨片間に接触なし，多方向性に不安定

表1 上腕骨顆上骨折によく用いられる分類

❶ 血管神経損傷の有無を正確に評価する。
❷ 体位および鋼線刺入方向について整理しておき，最適な方法を検討する。
❸ 正確な整復を心掛ける（特に内反肘を生じないように注意する）。

手術手技

専用整復台を用いた腹臥位での経皮的鋼線刺入固定術

1 準備，セッティング

　腹臥位で患肢を専用の整復台［小児用上腕骨顆上骨折整復台（松本義肢製作所）］にかけて下垂する 図1 。牽引力をかけて整復位がとりやすく，また，鋼線が刺入しやすいなどの利点がある。台の幅は狭いほうが鋼線刺入を行いやすい。清潔野を確保する前にX線透視装置（イメージ）がスムーズに回転することを確認する。まず長軸方向への牽引を十分に行うことが重要である。これにより，骨折部に血管・神経・軟部組織が嵌入する合併症を防ぐことができると考えている。

　徒手整復を試みて，どの方向へ，どの程度の牽引力を加えれば整復位に近付くか確認し，患肢消毒，ドレーピングを行う。幼児の場合，術野と肩関節が近いので，十分に近位まで消毒する。

> **コツ&注意　NEXUS view**
> 術中に骨折部を牽引するため，体が患側（術野側）にずれやすい。側板を入れると作業スペースが狭くなり，またイメージの回転に邪魔になるため，ベッドとテープで固定している 図1 。

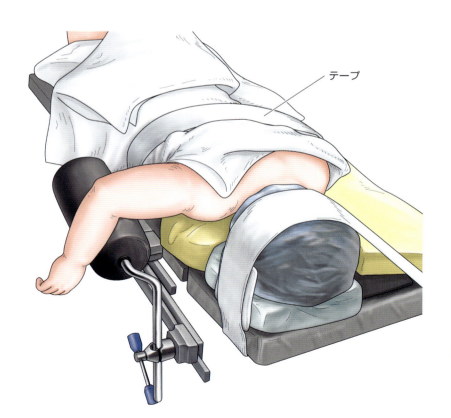

図1　体位

腹臥位で，患肢は整復台にかけて下垂し，体はベッドとテープで固定する。

2 整復

整復手技はおおむね服部[1,2]の報告に準じ，①短縮転位，②内・外側転位，③内・外反転位，④伸展・屈曲転位，⑤回旋転位の順序で整復する。

①短縮転位の整復 図2a

助手による対抗牽引下に，術者は長軸方向に時間をかけてゆっくり牽引する。ここで十分時間をかけることが重要である。

②内・外側転位の整復 図2b

牽引を維持しつつ，中枢骨片を把持したうえで，母指を末梢骨片に当てて押し込む。

③内・外反転位の整復 図2c

母指を当てた部分を支点として，前腕を把持して内・外反する。

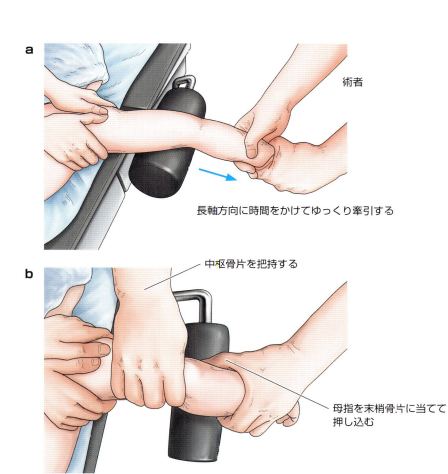

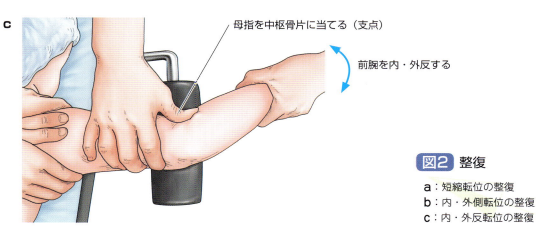

図2 整復
a：短縮転位の整復
b：内・外側転位の整復
c：内・外反転位の整復

④伸展・屈曲転位の整復 図2d

伸展転位していることが多く，前腕を把持し，肘を整復台に押しつけるように屈曲させる。

⑤回旋転位の整復 図2e

中枢骨片を把持し，末梢骨片を回旋させる。イメージ側面像で鉤突窩と肘頭窩で形作られるX字形が明瞭かつ連続するようにし，anterior spikeがなくなっていることを確認する 図2f。

以上のように徒手的に整復を試みるのが原則であるが，スムーズに整復できない場合は骨折部の背側から鋼線を刺入し，これを梃子として整復する。小切開を加えてエレバトリウムを用いる報告もある[3]。

> **コツ&注意 NEXUS view**
>
> 骨折部の背側から刺入して整復に用いた鋼線は曲がることが多く，仮固定する場合はハンマーで打ち込み，ドリルでは刺入しない。
>
> 鋼線で整復する場合，遠位骨片が内旋していることが多いため，鋼線は正中よりやや内側から刺入し，整復操作を行うほうが遠位骨片に整復力（外旋力）が加わりやすい。

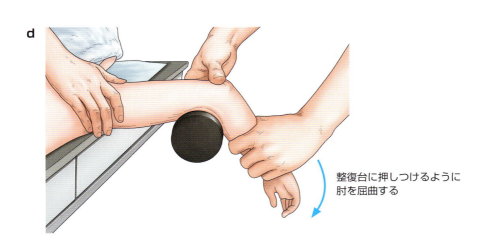

整復台に押しつけるように肘を屈曲する

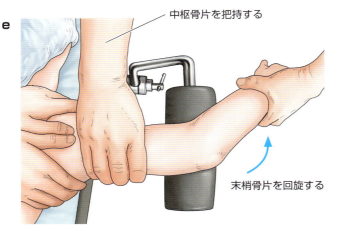

中枢骨片を把持する
末梢骨片を回旋する

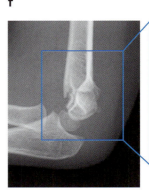
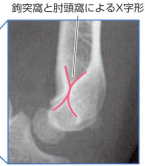

鉤突窩と肘頭窩によるX字形

図2 整復（つづき）

d：伸展・屈曲転位の整復
e：回旋転位の整復
f：イメージ側面像。正常肘

3 鋼線刺入

整復が得られれば固定のための鋼線刺入に移る。頭側（橈側）からイメージを入れ，術者は肘に正対し，助手が尺側に立つ 図3 。イメージは，頭側から入れるほうがイメージ本体がベッドと並行に位置できるため，回転させやすく，正確な側面像が得られやすい。側面像は上腕を回旋させるのではなく，イメージを回転させて撮影する。

透視正面像を見て，上腕骨長軸方向，鋼線刺入の位置と方向をマーキングしておく 図4 。後述するが，側方（外側・内側）からの鋼線刺入は，正面像より側面透視像を見ながらのほうが刺入しやすいためである。

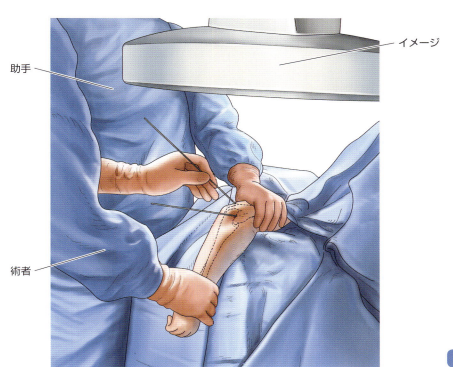

図3 術者・イメージの配置

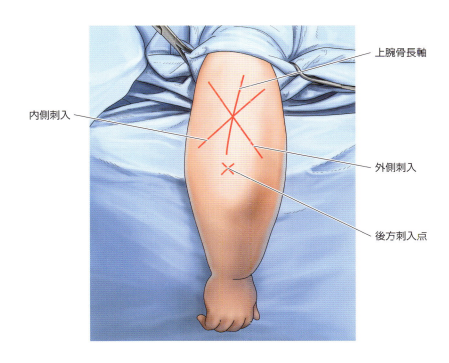

図4 マーキング

鋼線は多くの場合は2〜3本で固定している。使用する鋼線は骨の大きさにより異なるが，1.8〜2.4mm径をよく用いている。鋼線刺入法は主に4通りの方法が知られており，それぞれ次のような特徴がある。

①**内外側交差刺入** 図5①：固定力は高いが，尺骨神経損傷のリスクを伴う。

②**外側散開刺入** 図5②：安全であるが，固定力が①より劣るとされる。鋼線が骨折部で交差すると固定力が著しく低下するため，先開きで刺入するほうがよい。

③**外側交差刺入** 図5③：骨折部の近・遠位外側から刺入して交差させる[4]。尺骨神経損傷のリスクが少ない。

④**外側後方交差刺入** 図5④：後方の鋼線は肘頭の橈側から刺入する[1,2]。尺骨神経損傷のリスクは少ないが固定力は①より劣るとされる。

一般的には①，②がよく用いられている。著者は通常の上腕骨顆上骨折の場合，④を好んで用い，内側骨幹端が粉砕している症例に限り①を用いている。①では，外側から先開きで2本刺入した後に，肘を伸展させて尺骨神経を後方に移動させ，内側からの刺入を追加する方法も考えられる。

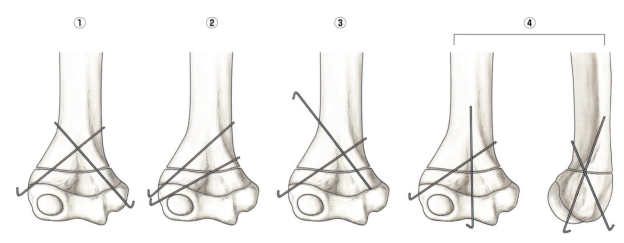

図5 鋼線刺入法

①：内外側交差
②：外側散開
③：外側交差
④：外側後方交差

外側からの刺入

まず外側からの鋼線を刺入する。可能であれば骨端線を損傷しないように外側骨幹端から刺入する 図6a。

外側顆の形を触知し，イメージ下に鋼線刺入部を確認する。まず正面像で刺入位置を決定する。鋼線の先端が骨内に入れば，マーキングした線も参考に刺入角度を決めて，イメージを回転させる。側面像のほうが骨と鋼線の関係が推測しにくいため，鋼線を進めるときは，イメージは側面像を見ながらのほうが刺入しやすい。側面像で前方骨皮質の延長線上ぐらいが至適刺入位置となる 図6b。

鋼線先端が近位骨片に入ったら，一度イメージを回転させて正面像も確認する。位置がよければそのまま鋼線を進める。鋼線の先端が対側の皮質に当たったら，ドリルを押し付ける力を弱め，皮質を貫くように進める。

> **トラブル NEXUS view**
> 鋼線の先端が対側の皮質に当たったときに押し付ける力が強いと，鋼線の先端が皮質上を滑り，髄内釘となりやすい。対側骨皮質を貫くほうが固定力は高いため，できるだけ髄内釘にならないように努めるべきである。

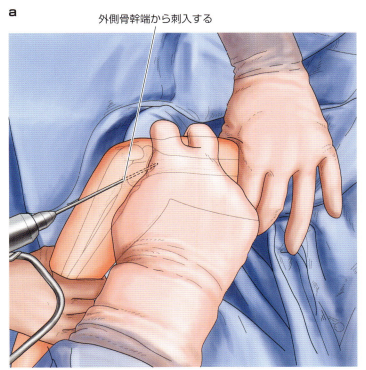

a　外側骨幹端から刺入する

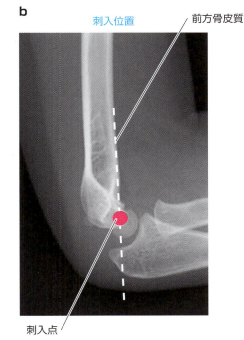

b　刺入位置　前方骨皮質　刺入点

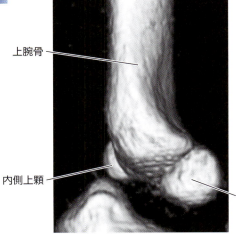

外側からの3D像　上腕骨　内側上顆　上腕骨小頭

図6 外側からの鋼線刺入

内側からの刺入

　尺骨神経損傷に注意する必要がある。内側上顆をよく触知し，内側上顆の頂点よりやや前方を刺入点とするとよい 図7 。腫脹が強い場合や，低年齢で脂肪組織が厚く，内側上顆の形状が触知しにくい場合は，小皮切を加えて軟部組織を剥離し，直視下に刺入するほうが安全である。小児の場合，肘関節屈曲位で尺骨神経が前方へ亜脱臼することが多いと言われており，伸展位で刺入するほうが安全であるが，肘関節伸展位で刺入する場合は，外側から鋼線を2本刺入してからでないと整復位の損失が起こりやすい。

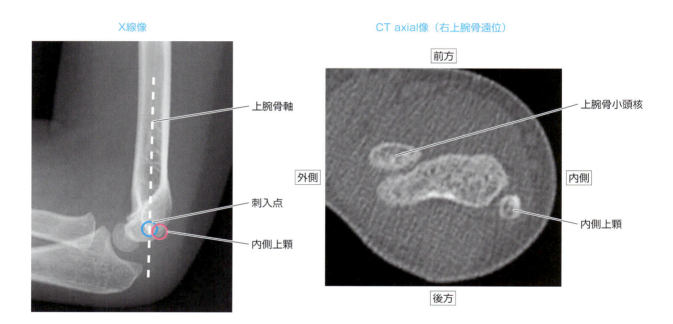

図7 内側からの鋼線刺入

刺入点の位置（青丸），内側上顆（赤丸）のやや前方を刺入点とする。内側上顆は図示するように上腕骨軸より後方に位置する。

後方からの刺入

　肘頭のすぐ外側に鋼線をあてがい，イメージ側面像を見ながらできれば後方の骨幹端から刺入する 図8a 。上腕骨の前後幅が狭いため，対側の骨皮質を貫くのがやや難しいが，髄内釘になると固定力が落ちるため，なるべく前述のように対側骨皮質を貫くように刺入する 図8b 。骨折部後方から整復に用いた鋼線をそのままハンマーで打ち込み，最終的にこの鋼線を残す方法もあるが，固定力が低い。
　鋼線の根本をラジオペンチで保持して曲げ，不要な部分をカットする。

> **コツ&注意　NEXUS view**
> この際，ラジオペンチで鋼線をしっかり保持していないと，曲げる力で鋼線が回転することがあり，固定力が落ちる。

> **トラブル　NEXUS view**
> 経肘頭での鋼線刺入は，鋼線折損のリスクがあるため行ってはならない。

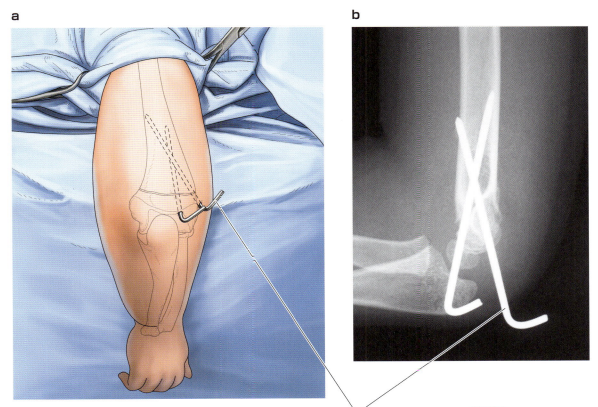

後方の骨幹端から刺入する

図8 後方からの鋼線刺入

4 固定性および血流の確認

鋼線刺入終了後，イメージで整復位と鋼線の位置を確認する 図9 。透視下に屈曲伸展，内・外反での不安定性がないことを確認する。

術前に橈骨動脈がよく触れていたとしても，鋼線刺入後にも必ず確認することを忘れてはならない（p.17参照）。整復操作に伴って血管を絞扼する可能性があるためである。

5 外固定

固定角度は回内・外中間位，90°以下の屈曲位とする。

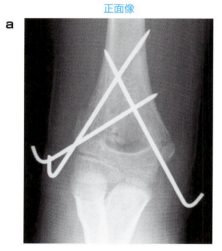

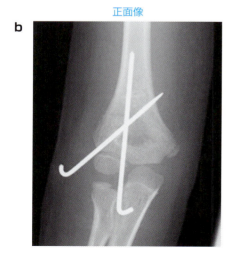

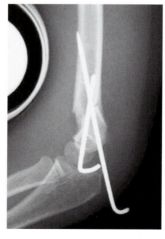

図9 鋼線刺入後のX線像による固定性の確認
a：内外側交差刺入
b：外側後方交差刺入

仰臥位での経皮的鋼線刺入固定術

1 準備，セッティング

　幼児の場合，術野と肩関節が近いので，十分に近位まで消毒する。腹臥位法と比べ，この時点での整復位の確認は必要ない。

　腹臥位法と比べ，整復位保持に若干の慣れが必要である。観血的手術に移行する必要が生じたときに体位を変更することなくできるという利点があるので，術前転位が強い例などで検討する。

2 整復

　仰臥位法でも，整復法はほぼ同一である。整復は片手で上腕を，もう片手で前腕を保持し，上腕部は回旋しないようにしっかり保持し，前腕側に主に外反外旋力を加えて整復する 図10 。過屈曲位でテーピングし，整復位を維持する方法も報告されている[5]。

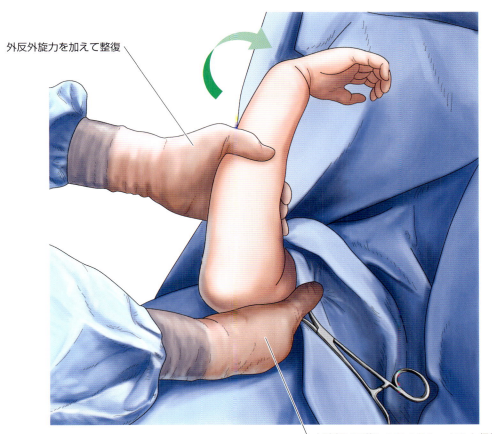

外反外旋力を加えて整復

上腕部は回旋しないようしっかりと保持

図10 経皮的鋼線刺入固定術の整復

3 鋼線刺入

外側からの刺入 図11

先に外側からの鋼線を刺入する。正面像で刺入位置を決定する。整復操作を行い，マーキングした線も参考に，刺入角度を決めて鋼線を進める。

内側からの刺入

肩関節外旋位とし，透視下に刺入点を確認して鋼線を刺入する。

> **コツ&注意 NEXUS view**
>
> 前腕を下垂できる腹臥位法と比べ，整復位を得て，またそれを維持するのには若干の慣れを要する。牽引力を加えながら，肘関節最大屈曲，外旋位とするのがよい。
> 腹臥位法と同じく，骨折部背側から鋼線を刺入して整復に用いる方法が有用であるが，鋼線が若干刺入しにくい。また，鋼線が手台に突き立てられ，不潔にならないように注意が必要である。
> 透視正面像で，上腕骨遠位に前腕が重なり，骨折部の形状が判別しにくくなるが，骨の輪郭を追えば形状をイメージしやすい。

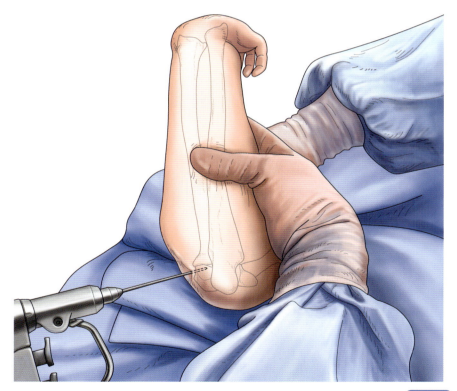

図11 外側からの鋼線刺入

仰臥位での観血的整復固定術

(**1** 準備，セッティングは，**仰臥位での経皮的鋼線刺入固定術**と同じ)。

2 皮切

血管を確認するだけの場合や，指・エレバトリウムなどで整復するだけの場合は，肘屈側皮線に沿った小さい横皮切のみでも可能である。広範囲に確認する場合や，血管再建を要する場合は，L字状やZ字状に延長する 図12 。

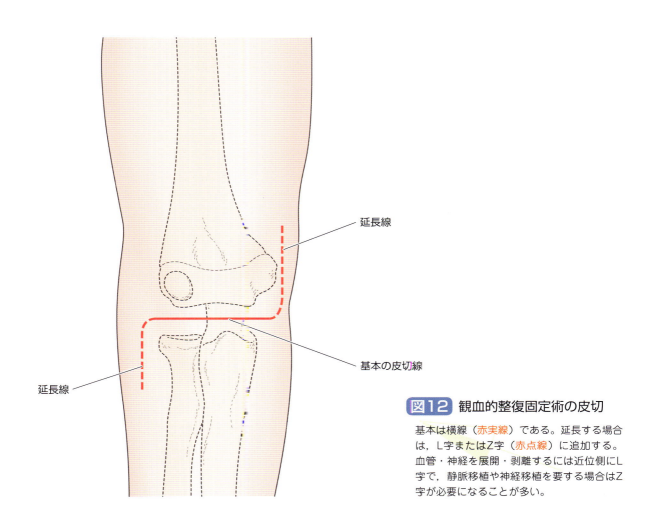

図12 観血的整復固定術の皮切

基本は横線（赤実線）である。延長する場合は，L字またはZ字（赤点線）に追加する。血管・神経を展開・剥離するには近位側にL字で，静脈移植や神経移植を要する場合はZ字が必要になることが多い。

3 整復固定のための展開

　上腕二頭筋腱膜を切離すると，上腕動脈・正中神経は同定できる 図13a 。上腕動脈・正中神経が絞扼されていれば，解除したうえで固定に移る。血管・神経の損傷があれば修復を行うが，初回手術で神経移植や静脈移植まで必要になることは少ない。

　骨折部の転位が強い例では，上腕動脈・正中神経が強く転位していることもあり，展開は慎重に行う 図13b 。

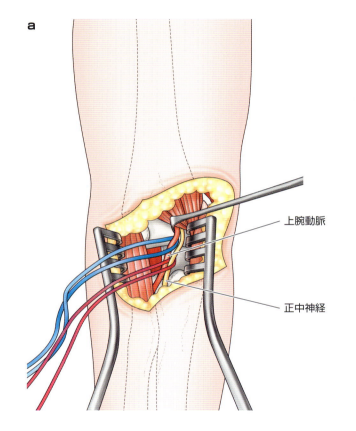
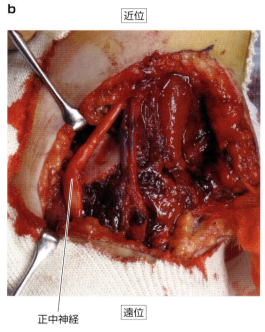

図13　上腕動脈・正中神経の展開
a：上腕動脈，正中神経の展開。
b：正中神経の転位の症例。中枢骨片断端に正中神経が引っかかり，強く転位していた。

コツ＆注意　NEXUS view

血管損傷（および疑い）例の治療方針

血管損傷の評価は，橈骨動脈の触知，皮膚の色調や温度，capillary refillなどで判断する。さらに精密な評価を行う手段としては，カラードップラーや造影CTが挙げられる。

橈骨動脈を触知せず，末梢の血行障害がみられる場合をwhite pulseless hand（WPH）という。一方，橈骨動脈が触知できなくても末梢の血行の良好な場合は，pink pulseless hand（PPH）とよばれる。受傷時にWPHであっても整復することによって血行が回復し，橈骨動脈が触知できるようになることが多いが，なかには末梢の血流が改善しても橈骨動脈は相変わらず触知しないことがあり，この場合はpostreduction pink pulseless hand（PPPH）と表現される[5]。

PPPHに対して展開すべきか否かは，いまだコンセンサスは得られていない。最近の文献reviewでは，初回手術は経皮的鋼線刺入固定術のみを行い，術後24〜48時間，慎重に経過観察を行い，血流の回復が不良であれば血管展開を行う，という治療方針が提唱されており[6]，即座に侵襲的な展開を行うより，経皮的鋼線刺入固定術後に慎重な経過観察を行うとする意見がやや優勢なようである。

実際，術後数時間〜1週以内に橈骨動脈の拍動を触知するようになる場合は多い。著者らは，術後1週後にも橈骨動脈の拍動が回復しないか，明らかに健側との差が存在する場合は，側副血行路の発達不良と考えて血行再建を検討している[7,8]。血行障害が疑われる例では，くれぐれも慎重に経過観察することが重要で，決してVolkmann拘縮など悲惨な事態を生じさせてはならない。

後療法

乳幼児では，術後の安静に不安があり，ギプス固定が安心である。術後血流障害の評価を行う必要がある場合はギプスシーネ固定とする。固定範囲は上腕のできるだけ近位から手部までとし，回内・外中間位で4週とする。三角巾固定でもよいが，安定性に不安がある場合や理解に乏しい患児では，三角巾とバストバンドで固定するか，ストッキネットベルポー固定などで肩関節も固定するほうが無難である。

年齢が低いほど仮骨形成は早いが，ギプス除去後の安静が守れないことがある。単純X線像で骨癒合傾向を評価し，約4週で外来で鋼線抜去を行うが，ギプス除去後も約2週間シャーレ固定とする。シャーレはカットしたギプスの後方半分を用い，皮膚トラブルを生じないように綿をしっかり当てたうえで，ストッキネットでくるんで作製する。毎日シャーレをはずして可動域訓練の時間を確保してもらうことを保護者に説明する。可動域の改善に時間を要しても，他動的訓練は厳禁であることを説明しておくことも重要である。

文献

1) 服部順和. 上腕骨顆上骨折－整復台を用いる経皮ピンニング. OS NOW No.10. 東京：メジカルビュー社；1993. p26-39.
2) 服部順和. 小児上腕骨顆上骨折の経皮pinning. 関節外科 2014；33：820-4.
3) 田嶋　光, 蔵重芳文, 中村英次郎. 小児上腕骨顆上骨折に対する小切開エレバ法. 骨折 1997；19：672-8.
4) 吉村弘治, 阿部宗昭. 小児上腕骨顆上骨折に対する経皮ピンニング. 整外最小侵襲術誌 2001；18：36-41.
5) Skaggs DL. Supracondylar fractures of the distal humerus. Rockwood and Green's Fractures in Children. 8th ed. Philadelphia：Lippincott Williams & Wilkins；2014. p.581-627.
6) Badkoobehi H. Management of the pulseless pediatric supracondylar humeral fracture. J Bone Joint Surg Am 2015；97：937-43.
7) 中川敬介. 血管損傷が疑われる上腕骨顆上骨折の手術. 整外Surg Tech 2016；6：636-42.
8) 日高典昭, 中川敬介, 福田　誠, ほか. 転移の著しい小児上腕骨顆上骨折に伴う血管損傷. 日肘関節会誌 2015；22：125-9.

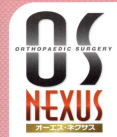

I. 上肢

上腕骨外側顆骨折の観血整復内固定術

東京都立小児総合医療センター整形外科　太田　憲和

Introduction

「上腕骨外側顆骨折」は小児上腕骨外側顆部に発生する骨端損傷で，小児肘周辺の骨折では上腕骨顆上骨折に次いで多い。受傷機転として，肘関節伸展位で内反強制された際に外側顆に牽引力が働いて剥離骨折する場合（pull-off型）と，逆に外反強制された際に橈骨頭や尺骨滑車切痕部が剪断力を生じて骨折する場合（push-off型）とがある 図1 [1]。また，比較的頻繁に遭遇する骨折でありながら，整復固定が難しく変形治癒や遷延治癒などの術後合併症を生じやすいと認知されている。最も正確な整復が望まれる上腕骨滑車の骨折部が，肘頭に遮られて直視しにくいことがその原因と考えられる。

上腕骨外側顆骨折はSalter-Harris分類のtype IIとするかtype IVとするかは議論のあるところだが，いずれにしても上腕骨遠位の関節面に骨折を有しており，正確な整復が求められる骨折であると認識しなければならない。

術前情報

●手術適応

上腕骨滑車部関節面に転位があるか否かが観血的整復を行う判断基準となる。単純X線像上で転位の小さな症例のほとんどはpull-off型に分類され，なかには関節軟骨によって骨片同士の連続性が保たれているものもある。その場合，保存療法や経皮的整復固定術の適応が可能とされるが，単純X線正側像だけで関節軟骨の連続が残されているのかを推定するのは難しい。そこで著者らは，骨折面に対してほぼ平行に放射線が照射され，微細な骨片の転位が描出可能な外側斜位像を用いて関節軟骨損傷の程度を推定している 図2。その際，転位の小さい上腕骨外側顆骨折を3型に分けたFinnbogason分類が手術適応の判断に有用で 図3 [2]，著者らはFinnbogason分類 type C以上の転位がある場合は関節軟骨の連続性が断たれているものとし，観血的整復固定術の適応としている。

内固定は1.5mm径程度のKirschner鋼線（K-wire）を2本用いる方法か，引き寄せ締結法（tension band wiring）を用いるのが一般的である。上腕骨外側顆骨折は骨端成長板内の肥大層と分裂層間での軟骨骨折であり，整復が正確であるほど単純X線像で癒合の進行状況を評価することが難しくなる。著者らは，後療法中に自信をもってギプスを外す判断ができるよう，より強固な固定性が得られるtension band wiringを用いることを基本としている。特に，Tension Band Pin System（Acumed社）は骨外の鋼線断端がコンパクトで，術後の可動域制限やバックアウトなどの合併症が発生しにくい特徴を有しており，著者らはこの1.6mm径，50mm長を好んで使用している。

●麻酔

全身麻酔にて行うことを基本とする。

●手術体位

腹臥位で駆血帯使用下に手術用手台上で手術を行う。仰臥位では整復操作が難しくなるため，複数部位の同時手術など特別な状況でない限り，腹臥位で行うことを基本としている。

手術進行

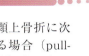

1. 皮切，展開
2. 骨片の整復と内固定
   ・整復操作
   ・内固定
3. 術後の管理

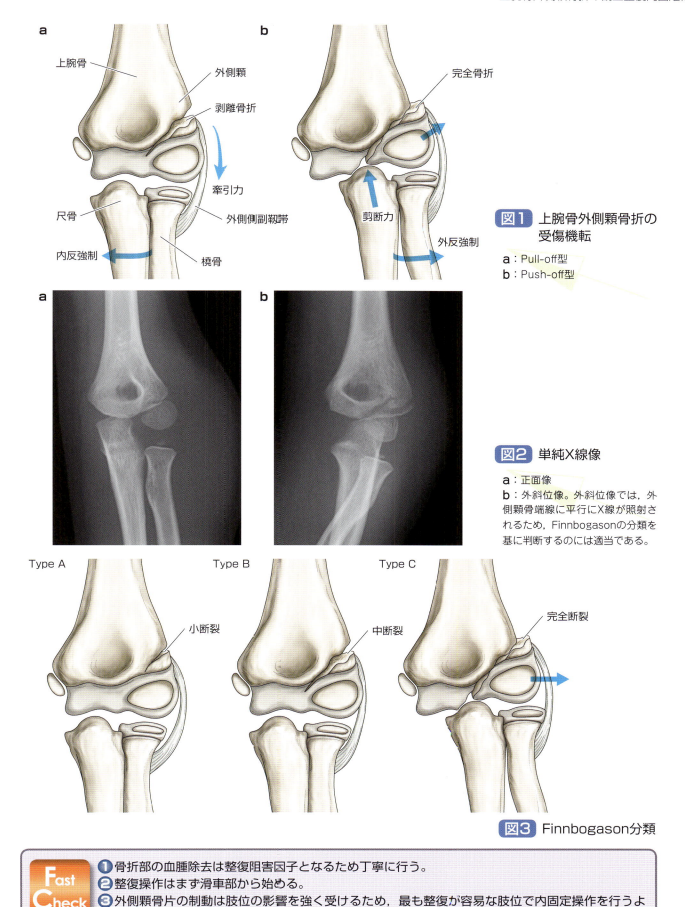

図1 上腕骨外側顆骨折の受傷機転
a：Pull-off型
b：Push-off型

図2 単純X線像
a：正面像
b：外斜位像。外斜位像では，外側顆骨端線に平行にX線が照射されるため，Finnbogasonの分類を基に判断するのには適当である。

図3 Finnbogason分類

Fast Check
❶ 骨折部の血腫除去は整復阻害因子となるため丁寧に行う。
❷ 整復操作はまず滑車部から始める。
❸ 外側顆骨片の制動は肢位の影響を強く受けるため，最も整復が容易な肢位で内固定操作を行うようにする。

手術手技

1 皮切，展開

展開は外側アプローチもしくは後外側アプローチで行う。後外側アプローチは骨折部後方を広く直視できるため，整復の確認がしやすいという利点を有するが，内固定用鋼線の刺入点が皮切より離れているため，比較的長い皮切となりやすい。また，皮切が肘伸展側に位置するため肥厚性瘢痕をきたしやすい。著者らは，より小切開での内固定が可能な外側縦皮切を用いて3～4cmの切開で終わらせるように心懸けている。

皮切は外側顆を中心に上腕外側正中線に沿ってその5mmほど後方に設置する。近位端は外側上顆骨折部より5mmほど頭側とし，遠位端は内固定用鋼線が刺入しやすいように関節面までとする 図4 。

皮下の脂肪層を皮切に沿って縦切し，最外層の筋膜も同様に切開すると骨折部に達する。筋鉤を用いて外側顆骨片を遠位側によけると，骨片間に凝血塊が貯留しているのがみえる。これを丁寧に取り除き，骨折面の形状を確認する。

> **コツ&注意 NEXUS view**
>
> 小切開で行う場合，整復された外側顆部の位置を基準として皮切がデザインされていなければ，内固定の手技が煩雑となり追加皮切が必要となる可能性がある。骨片の転位が大きい場合には，加刀前にC-armで上腕骨と橈骨の長軸が交わる点をマークし，その点を基準にデザインすると良い。
>
> 凝血塊の取り残しは整復不良の原因となるため，骨折面にこびりついた凝血は無鉤鑷子を用いて細かなものも含めてすべて除去する。

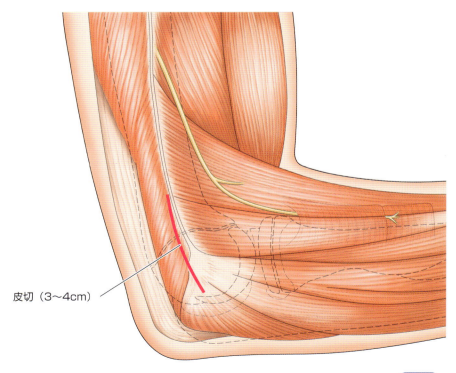

皮切（3～4cm）

図4 皮切（肘外側アプローチ）

2 骨片の整復と内固定

整復操作

　骨片が翻転している場合には，骨折面がおおよそ向き合うよう，骨折部に指を挿入して整復を行う 図5 。そして，骨折面から両骨片の形状をよく観察し，骨片間の適合部位を確認する。外側顆骨片は上腕骨横断面，矢状断面，冠状断面，それぞれにおいて回旋転位をきたしており 図6 ，特に横断面での回旋転位が残りやすいため，外側アプローチにおいて最深部にあたる上腕骨滑車部の適合性の確認が最重要となる。

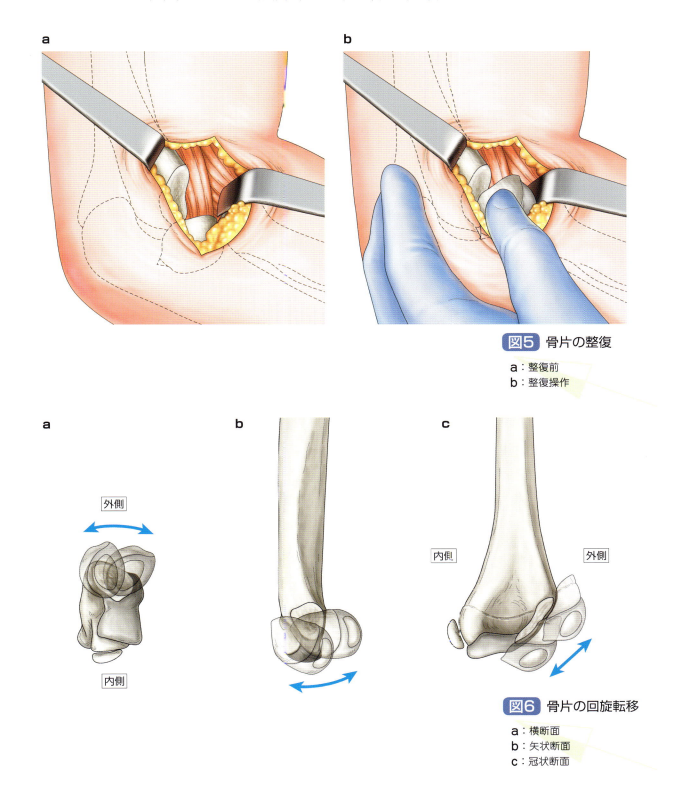

図5 骨片の整復
a：整復前
b：整復操作

図6 骨片の回旋転移
a：横断面
b：矢状断面
c：冠状断面

整復操作は，最初にその滑車部を整復することから始める。細いエレバトリウムなどを用いて外側顆骨片の内側端をコントロールし，適合する近位骨片部と合わせ，そこを支点として指先で軽い圧着力を加えるだけで骨折面全体が整復される状態にする図7。整復が難しい場合や不安定な場合には，外側顆骨片に刺入したK-wireをジョイスティックがわりに回旋転位を制動して滑車部の正確な整復を試みるとよい。

　外側アプローチでは伸筋群に阻まれて整復位を直視下に確認することは難しいので，指で骨片の辺縁をなぞって段差がなくなっているのを確かめることで，整復の確認操作とする。

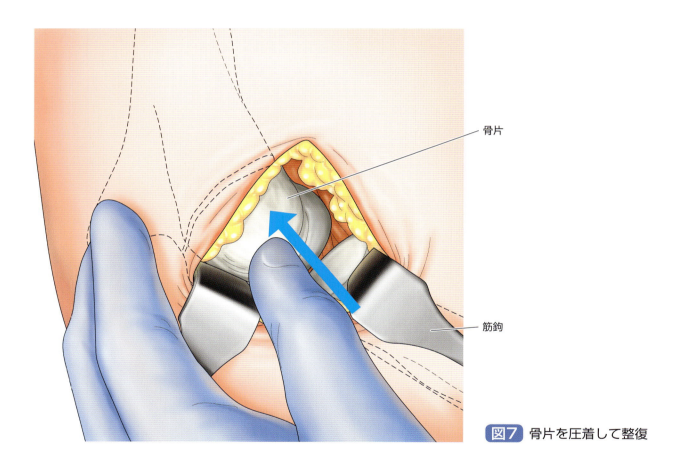

図7 骨片を圧着して整復

上腕骨外側顆骨折の観血整復内固定術

> **コツ&注意　NEXUS view**
>
> 外側顆骨片の制動は肢位の影響を強く受ける 図8 。肘を伸展させると橈骨頭で外側顆骨片は後方に押されて前傾し，逆に屈曲させると前方に引かれて後傾する。肩関節を外旋させると外側顆骨片は外旋し，内旋すると骨片も内旋する。骨片を指で押さえて整復しながら肢位を変え，最も整復位を保持しやすい肢位を探りあて，枕などでその肢位を保持するようにするとよい。

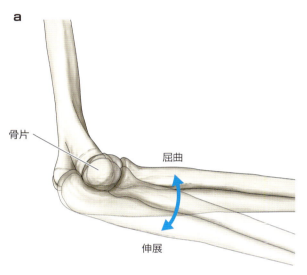
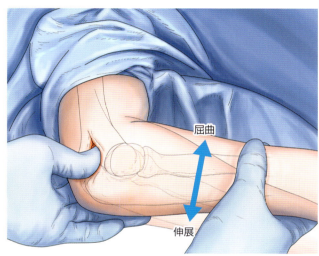
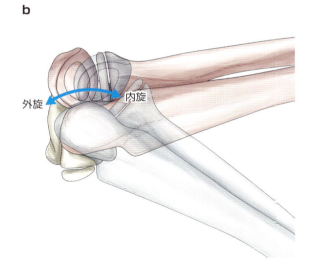
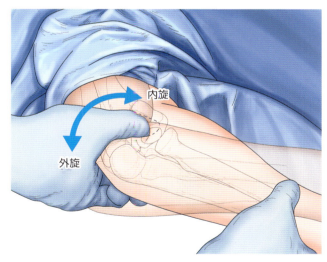

図8　外側顆骨片の制動

a：肘を伸展させると橈骨頭で外側顆骨片は後方に押されて前傾し，逆に屈曲させると前方に引かれて後傾する。
b：肩関節を外旋させると外側顆骨片は外旋し，内旋すると骨片も内旋する。

内固定

　最初に整復位を指で保持したまま，1.6mm径K-wireを用いて仮固定を行う 図9 。刺入点は上腕骨外上顆の肘筋起始部付近とし，パワーツールを用いて近位方向へ斜めに進め，内側の皮質を貫通する．2本のK-wireを2～3mmほど距離をあけて平行に設置したら，K-wireの長さを計測し，同じ長さに切りそろえた同径のtension band pinと刺し替える．

　次いで，近位骨片にあけた骨孔に0.6～0.7mmの軟鋼線を通し，tension band pinのリングにも通して8字状に締結する．最後にtension band pinをリング部が骨表面に接するまで打ち込み，ゆっくりと軟鋼線を締め上げてtension band wiringを完成させる 図10 。

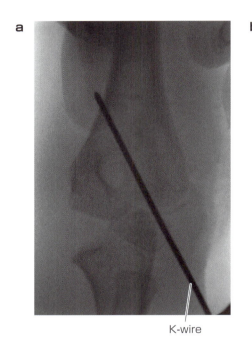
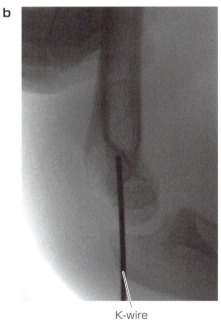

図9 K-wireによる仮固定
a：C-arm正面像
b：C-arm側面像

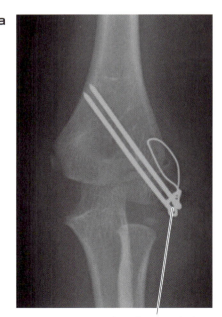
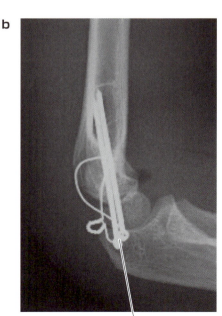

図10 術後単純X線像
a：正面像
b：側面像

3 術後の管理

　術後は肘関節90°屈曲位，前腕中間位で上腕から手関節までのギプスシーネ固定を施す．1週ごとにギプスシーネを取り外して創部を確認，患肢全体を洗浄後に再度元のギプスシーネを装着する．術後3週からは入浴時のギプスシーネ脱着を許可し，術後5週でギプスシーネを除去，三角巾の装着のみとする．特にリハビリテーションの指示を行う必要はなく，日常生活での使用によって次第に関節可動域が回復するので，転倒の恐れがある運動だけは控えさせ，可動域の制限がなくなった時点で三角巾の装用も終了としている．

　抜釘は術後3カ月以降半年以内を目処に，元の皮切を用いて全身麻酔下に行うこととしている．

文献
1) 伊藤恵康. 上腕骨外顆骨折. 冨士川恭輔ほか編. 骨折・脱臼. 東京：南山堂；2000. p314-23.
2) Finnbogason T, Karlsson G, Lindberg L, et al. Nondisplaced and minimally displaced fractures of the lateral humeral condyle in children：a prospective radiographic investigation of fracture stability. J Pediatr Orthop 1995；15：422-5.

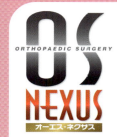

Ⅰ. 上肢
内反肘に対する上腕骨外側楔状骨切り術

千葉県こども病院整形外科　及川　泰宏

Introduction

　内反肘は，小児の上腕骨顆上骨折や上腕骨外側顆骨折の後遺症として起きることが多く，肘の伸展，内反，内旋からなる三次元での変形である[1]。小児期には痛みや機能障害は少なく，可動域制限や見た目の問題から手術になることがあるが，変形が残存すると転倒など上腕骨外側顆骨折を繰り返したり[2]，長期的には肘関節の後側方不安定性[3]，遅発性の尺骨神経麻痺[4]などが起こるとされている。内反肘の手術適応については種々の意見があるが，見た目の改善，神経損傷の予防，適切な関節適合性の獲得が手術の目標となる[5]。変形矯正については色々な骨切り法が報告されている[6]。

術前情報

●手術適応

　肘外偏角（carrying angle；CA）約−15°以下で，健側と比較して外見上の変形が顕著な場合に手術を検討する 図1 。また外見の変形は著明でなくても，上腕骨外側顆骨折を繰り返す場合には手術を行う。

●術前診察

　内反変形の評価にはCAを，伸展変形の評価には肘の屈曲・伸展を，内旋変形の評価には肩関節の内・外旋をそれぞれ計測して，矯正目標を設定する。

　正確なCAの計測が重要になる。CAの計測はX線像ではなく，上腕（上腕骨）の長軸と前腕を回外させ，伸展させたときの前腕の長軸のなす角度で計測する。CAは上腕骨の内・外旋で大きく見た目が変化するため，肘を自然に屈曲したときに前腕が床に対して垂直に上がる面を基準として計測する[7]。

●術前計画（骨切りのデザイン）　図2

　術前診察の角度を基に矯正角を決定する。

　外反矯正角は健側とのCAの差を基本とするが，術後に矯正損失することがあるため若干大きめに矯正をつける（例：健側CA 5°，患側CA−15°の場合CAの差は20°だが，約25°を目標矯正角とする。少なくとも20°を下回らないように注意する）。

　肘頭窩の約1cm近位に遠位の骨切り線がくるようにする。近位の骨切り線を上腕骨の骨軸に垂直にすることによって，三次元での矯正が可能となる。

●麻酔

　全身麻酔にて行う。

●手術体位

　手術は仰臥位で行う。手術用手台を追加し，術中に透視で確認できるようにする。上腕の近位で駆血帯を用いる。

手術進行

1. 皮切，展開
   ・皮切
   ・展開
2. 骨切り部位のマーキング
   ーメルクマールの刺入
3. 骨切り，矯正
   ・近位の骨切り
   ・遠位の骨切り
4. 固定
5. 後療法

ミニ情報　NEXUS view

三次元骨切り術－伸展変形，回旋変形に対する矯正

　伸展変形をきたしているものについては屈曲矯正を行う（図1〜図10参照）。遠位の骨切りを行った後に屈曲矯正角度分，骨切り面に対して楔状に骨切りを行うことで屈曲矯正を得る。

　また回旋変形に対しては，骨切り後の矯正時に①と②のK-wireを回旋矯正分捻ることで矯正は可能になる。回旋矯正を行うと遠位骨片は完全に遊離するため，矯正の保持は難しくなるので注意を要する。

内反肘に対する上腕骨外側楔状骨切り術

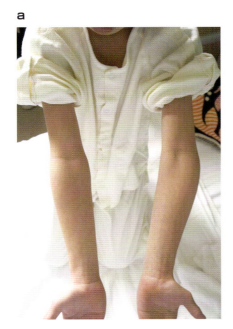
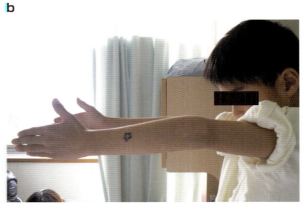

図1 術前診察
a：正面。CA 右6°，左−13°
b：側面。「前ならえ」の姿勢で変形を指摘されることが多い。

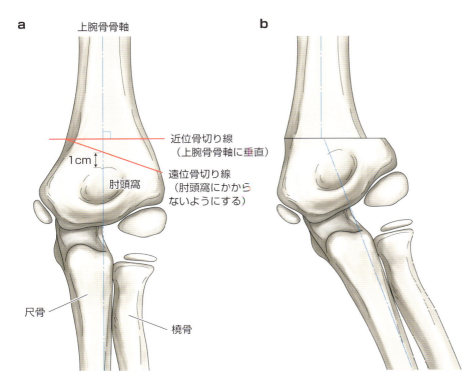

コツ&注意 NEXUS view
骨切り線を近位にすると矯正後の外側突起が小さくなるが，矯正後の軸が不自然になるため注意を要する。

図2 術前計画
a：矯正前。上腕骨骨軸に対して近位骨切り線を垂直にする。遠位骨切り線は肘頭窩にかからないようにする。
b：矯正後

❶CAの計測は，肘を屈曲したときに前腕が床に対して垂直に上がる面を基準として計測する。
❷CAの計測はX線像ではなく，上腕（上腕骨）の長軸と前腕を回外させ，伸展させたときの前腕内縁のなす角度で計測する。
❸骨切りは完全に切り離してしまわず，内側の皮質骨を残しつなげておくと矯正位の保持が容易になる。

手術手技

1 皮切，展開

皮切

上腕骨外側顆から上腕骨の骨軸（上腕骨外側顆上稜）に沿って直線状の皮切を行う 図3 。

> **コツ&注意　NEXUS view**
> 術前に上腕骨骨幹部をまたぐ橈骨神経の位置をエコーや触診で確認する。
> 透視下に肘頭窩を確認し，予定骨切り線より遠位・近位にそれぞれ約3cm程度皮切を行う。

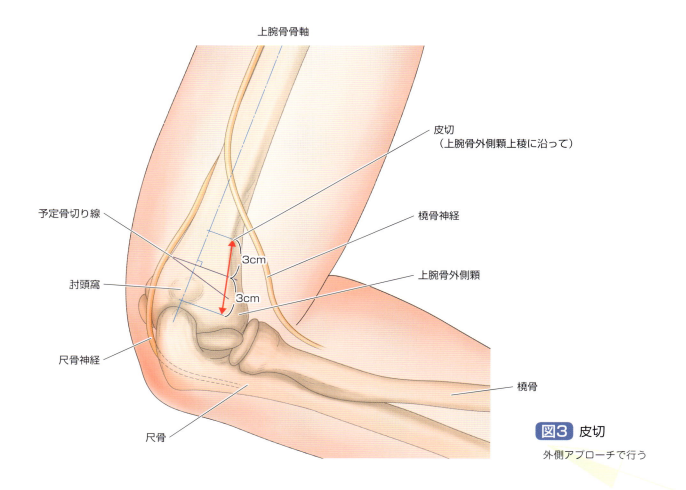

図3　皮切

外側アプローチで行う

展開

皮下を展開すると筋膜上に外側前腕皮神経（もしくは後前腕皮神経）が確認される 図4 。この皮神経を近位まで剝離し，前方（もしくは後方）へ避ける。

上腕三頭筋と腕橈骨筋の間（外側筋間中隔）で筋膜を切開し，上腕骨に達する。外側筋間中隔に沿って筋間を，遠位は上腕骨外側顆まで，近位は骨切り部が十分に露出するまで展開する。近位では橈骨神経が露出することがあるため注意を要する。

骨膜を筋間中隔に沿って切開し，骨膜を剝離する。骨膜をラスパトリウムやヘラを用いて剝離し，上腕骨を全周性に展開する 図5 。

コツ&注意 NEXUS view

上腕骨の展開では内側に尺骨神経が位置するため，確実に骨膜下に操作を行う。

骨膜の剝離は，関節包近傍や内上顆の近くは骨膜が剝離しづらく，展開が近位へ拡大する傾向にあるので注意を要する。骨膜の剝離が十分にできていないと，骨切り・矯正の際に十分な可動性が得られずに矯正に難渋することがある。そのため，遠位，特に内側を丁寧に剝離することが必要になる。

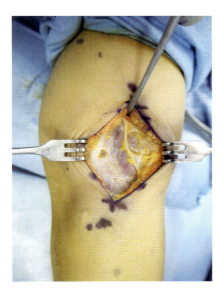
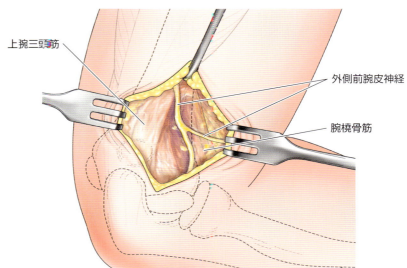

図4 皮下の展開

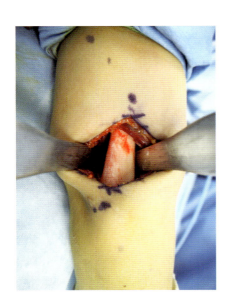
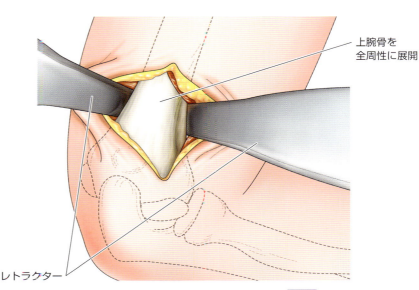

図5 上腕骨の展開

2 骨切り部位のマーキング－メルクマールの刺入

上腕骨の内・外旋をCAの計測と同様，肘を屈曲したときに前腕が床に対して垂直に上がるように整える．透視下に肘頭窩を確認し，骨切り予定部位の約5mm近位に上腕骨の骨軸に垂直になるように，1.5～1.8mm径Kirschner鋼線（K-wire）を刺入する 図6a①．

遠位も同様に，骨切り予定部位の約5mm遠位へK-wireを刺入する 図6b②．①と②のK-wireが外反矯正角になるようにする．

コツ&注意 NEXUS view

①と②のK-wireは矯正時に回旋の指標となるため，同一平面でねじれがないように刺入する 図6c．刺入時に助手にK-wireが同一平面にあることを確認してもらいながら刺入方向を調整することでねじれを防ぐことができる．

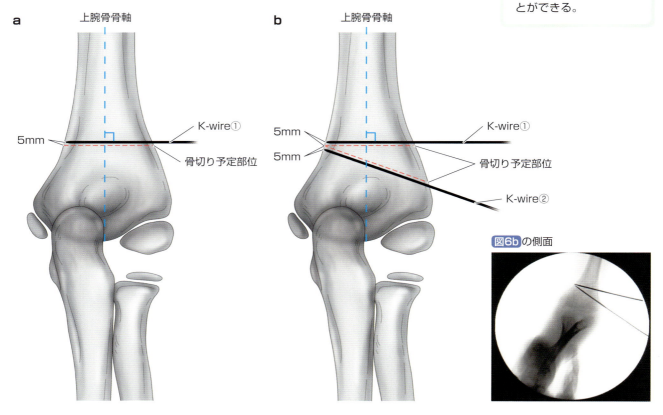

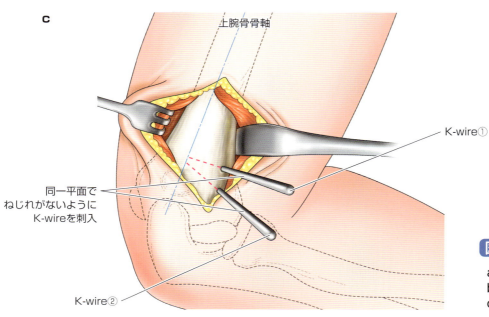

図6 メルクマールの刺入

a：近位のK-wire①の刺入
b：遠位のK-wire②の刺入
c：K-wire①，②の刺入のコツ

3 骨切り，矯正

①と②のK-wireをガイドとして骨切りを行う。骨切りの際には，レトラクターを2本用いて内側が確実に剥離されて，軟部組織が上腕骨とレトラクターの間にはさまっていないことを確認する。

近位の骨切り

骨切りは近位から行う。①のK-wireをガイドとして骨軸に垂直になるようにオシレーターを用いて骨切りを行う 図7a。近位の骨切りは内側まで完全に行わずに内側皮質骨の手前で止めておくことで，遊離骨片とならず遠位の骨切りや矯正が容易になる。

遠位の骨切り

続いて②のK-wireをガイドとして遠位の骨切りを行う。近位の骨切り線に対して1回で対側まで切ってしまうのではなく2/3程度でまで骨切りを行い，徐々に切り足して内側皮質骨の手前で骨切りが完成するように心がける 図7c。

> **コツ&注意 NEXUS view**
> 透視の画面でオシレーターが1本の線にみえることで骨軸に対して垂直に切れていることが確認できる 図7b。骨切り面が骨軸に対して傾いていると，オシレーターは太く透視画面に映る。
> 大きく骨切りをしてしまうと上腕骨が短縮するおそれがあるので注意を要する。

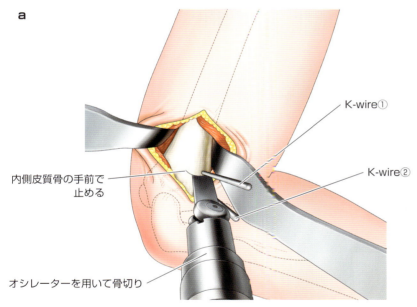

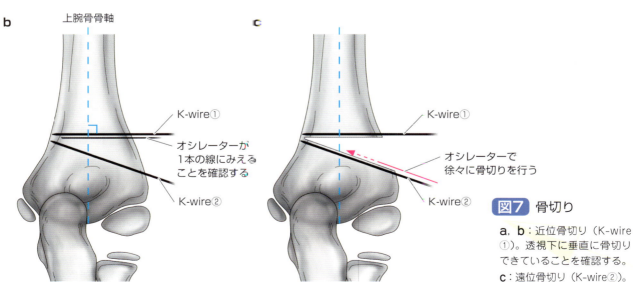

図7 骨切り

a，b：近位骨切り（K-wire①）。透視下に垂直に骨切りできていることを確認する。
c：遠位骨切り（K-wire②）。

5 後療法

術後は肘関節を90°屈曲位，前腕は中間位〜軽度回外位でlong arm cast固定を行う。

術後4〜6週で仮骨が確認できればギプスをはずし，K-wireを抜去してシーネ固定に変更する。シーネ固定は入浴時のみはずすことを許可する。

術後6〜8週でsplintをはずし，自動運動のみの可動域訓練を許可する。

術後3〜6カ月は矯正損失が起こりうるため，その間は注意深く経過観察を行う 図10。

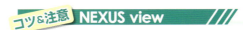

コツ&注意　NEXUS view

術後の可動域訓練など特別なリハビリテーションは課していない。

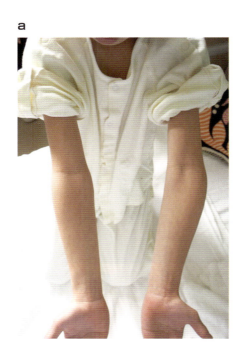
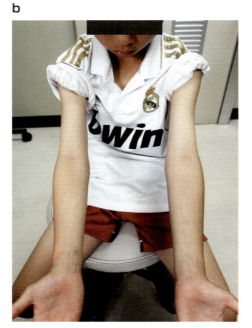

図10 術前後の外観
a：術前
b：術後半年。CA 右6°，左8°

文献
1) Ho CA. Cubitus Varus-It's More Than Just a Crooked Arm. J Pediatr Orthop 2017；37：S37-41.
2) Davids JR, Maguire MF, Mubarak SJ, et al. Lateral condylar fracture of the humerus following posttraumatic cubitus varus. J Pediatr Orthop 1994；14：466-70.
3) O'Driscoll SW, Spinner RJ, McKee MD, et al. Tardy posterolateral rotatory instability of the elbow due to cubitus varus. J Bone Joint Surg Am 2001；83：1358-69.
4) Abe M, Minami A, Fukuda K. Tardy ulnar nerve palsy caused by cubitus varus deformity. J Hand Surg Am 1995；20：5-9.
5) Joseph B. Cubitus varus and valgus. Paediatric Orthopaedics. 2nd ed. Boca Raton：CRC Press；2016. p.139-43.
6) Bauer AS, Pham B, Lattanza LL. Surgical Correction of Cubitus Varus. J Hand Surg Am 2016；41：447-52.
7) 柿崎　潤. 内反肘に対する矯正骨切り術. 整外Surg Tech 2015；5：90-4.

I. 上肢
強剛母指に対する腱鞘切開術

埼玉県立小児医療センター整形外科　根本　菜穂

Introduction

　強剛母指は乳幼児期に，母指の指節間（interphalangeal；IP）関節が伸びないことで受診に至る。伸展可能で弾発現象を伴うタイプは，母指ばね指や弾発母指ともよばれる。

　発生頻度は出生1,000人に対し3.3人[1]と報告されており，その病態は長母指屈筋腱（flexor pollicis longus；FPL）が中手指節間（metacarpophalangeal；MP）関節付近に生じた小結節（Notta's nodule）[2]により，A1 pulleyで通過障害を起こしてIP関節の伸展障害を呈する 図1 。炎症によって生じる成人の病態とは異なるため，ステロイドの腱鞘内注射は無効であり，禁忌である。

術前情報

●手術適応
・合併症，機能障害を認める症例
　MP関節の過伸展，IP関節橈屈変形，弾発時の疼痛など。
・保存療法で改善のない症例
　近年では合併症がなく，日常生活動作において問題を生じていないケースは，必ずしも手術を必要としないとの意見もある。

●手術時期
　一定の見解はないが，4歳までに80%[3]，5歳までに75.9%[4]自然治癒するとの報告があり，手術の時期として就学前が一般的である。しかしIP関節が完全にロックし，他動的に伸展不能な場合は改善の見込みは乏しく[3,5]，早期の手術（3歳以下）を推奨[5]するとの意見もある。

●禁忌
　MP関節掌側に小結節（Notta's nodule）を触知しない例は，次に述べる疾患である可能性があるため禁忌である。
　鑑別疾患：握り母指，母指形成不全，多発関節拘縮症，代謝性疾患など。

●麻酔
　全身麻酔で行う。

●手術体位
　仰臥位で行う。手術用手台があれば用い，駆血帯を使用する。

手術進行

1. 皮切，展開と長母指屈筋腱（FPL）の露出
2. 腱鞘の切開
   ・母指の腱鞘
   ・腱鞘切開
3. 腱滑走の確認，開創
4. 術後のリハビリテーション

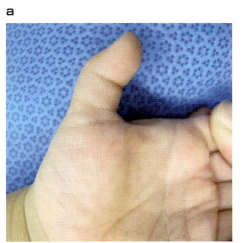
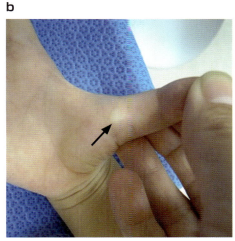
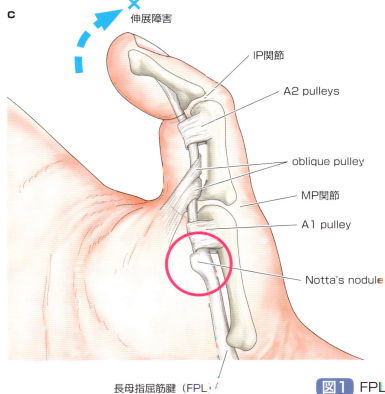

図1 FPL通過障害をきたした強剛母指例

a：Notta's noduleによりFPLがA1 pulleyを通過できずIP関節の伸展障害を認める。
b：MP関節掌側に小結節を触知する。矢印上部の白色に色調変化している部分がNotta's nuduleである。
c：Notta's nodule（赤丸部分）

❶ 神経血管損傷を起こさないように注意する。
❷ 腱鞘を切開する際は，腱の線維方向（長軸）に沿って行う。
❸ 腱がスムーズに滑走できるか，腱鞘の切り残しがないか十分に確認する。

手術手技

1 皮切，展開と長母指屈筋腱（FPL）の露出

　母指の中心軸を描き，皮切が橈側や尺側に偏らないようにする 図2 青点線。皮切は，MP関節掌側の小結節（Notta's nodule）をよく触知し，MP関節掌側皺壁に一致した横切開または斜切開を行う 図2 赤線。皮切長はおおむね約1cmである。

　皮下組織を筋鉤などで鈍的に剥離すると，FPLが露出される 図3。IP関節の屈伸を繰り返すと，A1 pulleyの中枢側で小結節（Notta's nodule）による通過障害を確認することができる。

コツ&注意 NEXUS view
皮切が橈側や尺側に偏ると神経血管損傷を起こしやすいので，母指正面での中心軸を見極める必要がある。

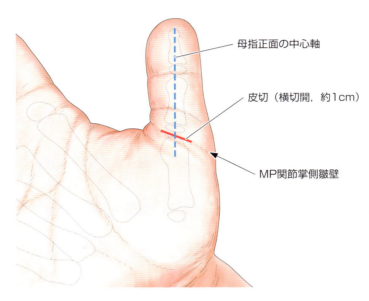

図2 皮切

皮切が橈側や尺側へ偏らないようにするため，母指正面に中心軸を描く（青点線）。
MP関節掌側皺壁に一致した横切開または斜切開（赤線）。皮切の長さは約1cmである。

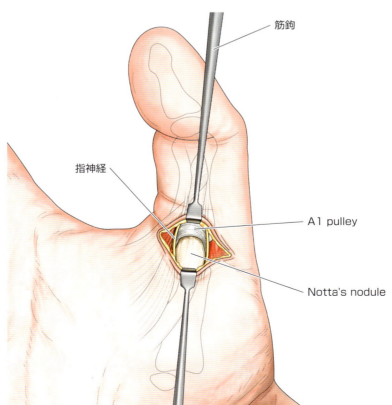

図3 展開

皮下組織を筋鉤でよけると，A1 pulleyとFPLが露出される。

2 腱鞘の切開

母指の腱鞘

母指の腱鞘はMP関節部のA1 pulley，その遠位のoblique pulley，IP関節部のA2 pulleyが存在する。

母指内転筋はA1 pulleyとoblique pulleyに付着している。橈側の指神経はMP関節付近でFPLを横切るので，損傷しないように十分な注意が必要である 図4。

腱鞘切開

A1 pulleyはFPL上を横走する薄い被膜のように観察される。神経剥離子をFPLと腱鞘の間に挿入する。うまく滑り込まない場合は尖刃刀にて腱の長軸方向に沿って薄く割を入れる。挿入した神経剥離子の上で腱鞘を尖刃刀で切開する 図5。

腱鞘の中枢側，遠位側をよく確認し，確実に切離する。

モスキート鉗子などを神経剥離子の代わりに腱鞘下へ挿入し，直剪刀で切離する場合もある。

コツ&注意 NEXUS view

術野が狭いので，筋鉤で術野を近位や遠位にずらしながら腱鞘の全体を確認する。尖刃刀で皮膚を損傷しないように注意を払う。神経血管損傷を起こさないよう，刃先の向きには十分注意が必要である。

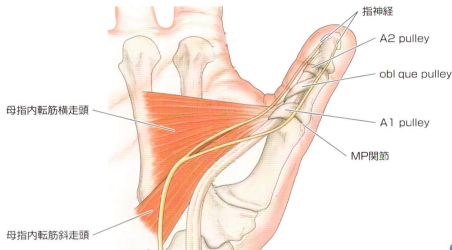

図4 母指の腱鞘

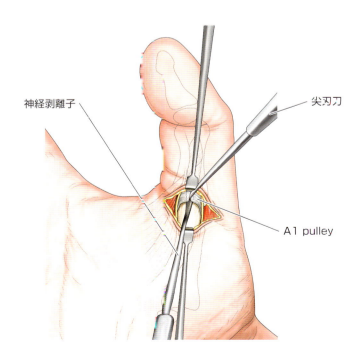

図5 腱鞘切開

腱鞘を切開する。切り残しの内容を十分に確認する。

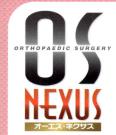

I.上肢

Sprengel変形に対する肩甲骨Y字型骨切り術

東京医科歯科大学大学院医歯学総合研究科整形外科学　瀬川　裕子
千葉県こども病院整形外科　西須　孝

Introduction

　Sprengel変形は，1891年にSprengel[1]が報告した先天性の肩甲骨高位症である。胎生9〜12週に起こる肩甲骨の尾側への移動が障害されることによって生じ，肩甲骨周囲の骨，軟骨，筋肉の発達も障害される。肩甲骨のスタビライザーとして働く筋群は低形成ないしは欠損している。Klippel-Feil症候群などの頚胸椎の異常や，肋骨の異常，側弯症，胸郭の左右差のほか，呼吸器や腎臓の障害を合併することもある。肩関節の可動域は，主に屈曲・外転が障害される。

　著者らは，本変形に対してWilkinsonら[2]の肩甲骨骨切り術を施行し，機能面での良好な改善を報告した[3]。しかしながら，術後肩甲骨の下方回旋に関連した遅発性の習慣性肩関節脱臼を経験したため[4]，骨切りをV字型で行うV-osteotomyに変更し報告した[5]。現在ではさらなる機能改善を目指してY字型に骨切りを行っている。

　現在の課題は整容面での改善である。Wilkinson法では，術前の肩甲骨高位が絶対的位置および左右差において重症例では，整容的改善が不十分と過去に報告したが[6]，実際肩甲骨高位のほか翼状頚などが残存し，整容面の改善を目的に再手術を希望する症例を経験しており[7]，現在，そのような症例に対しては年長になってから二期的に手術を施行している。

術前情報

●手術適応
　整容的ならびに肩関節屈曲・外転可動域などの機能的改善を家族が希望すれば手術適応である。
　至適年齢については，著者らは過去に5歳以上と5歳未満の症例を比較検討し，機能的改善度には有意差がないものの，整容面の改善度といえる肩甲骨関節窩の位置の術前後の差は5歳以上で有意に小さかったこと[8]，整容的改善を目的に再手術を要した3例の初回手術時年齢がいずれも4歳以上であったことから，現在は可能な限り3歳以下で行うようにしている[7]。

●禁忌
　頭頚移行部・上位頚椎病変のために下記で述べる手術体位が安全にとれない場合は禁忌である。

●麻酔
　全身麻酔にて行う。

●手術体位
　腹臥位で患側上肢が自由に動かせるようにドレッシングを行う。頭部は頚椎が軽度屈曲位になるように固定する。

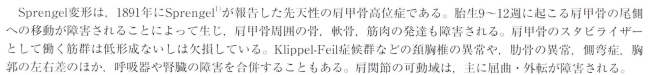

手術進行

1. 皮切，展開
2. 肩甲脊椎骨の同定・切除
3. 係留筋群の同定・切離
4. 肩甲骨骨切り
5. 肩甲骨外側骨片の下降・縫合

❶肩甲脊椎骨と棘突起の境界が不明瞭なことがある。気付かないうちに脊柱管内に入らないよう，細心の注意を払う。
❷Woodward法やさまざまなGreen変法を併用して肩甲骨をretractionすると，胸郭出口症候群による腕神経叢麻痺をきたすことがあるので，このような術式をどうしても併用したいときは鎖骨の粉砕術を行う。
❸引き下げた骨片を広背筋の腹側に入れ，逸脱しないよう広背筋と縫合する。

手術手技

1 皮切，展開

肩甲骨上端から肩甲骨内縁に沿って下外側へ皮切を置き 図1a ，皮下を展開する。僧帽筋下部線維は薄い筋膜だけが存在し，筋腹が欠損していることが多い。皮下を展開する際は，広背筋，大円筋，小円筋，棘下筋，大菱形筋などの筋膜を損傷しないよう注意する 図1b 。

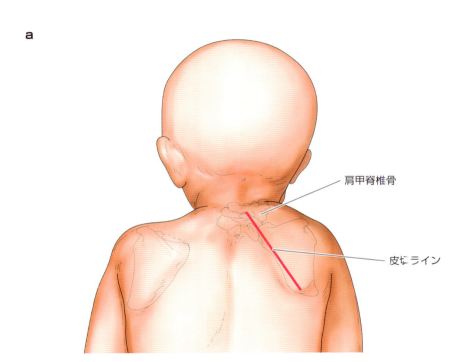

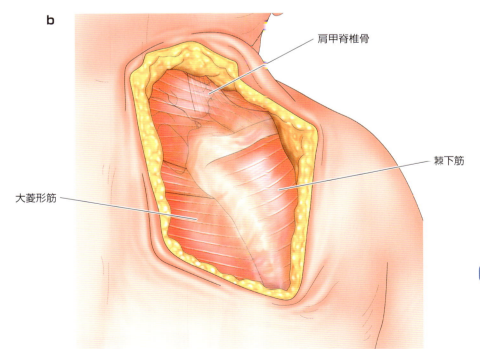

図1 皮切と展開
a：肩甲骨上端から肩甲骨内縁に沿って下外側へ皮切を行う。
b：各筋の筋膜を傷付けないように展開する。

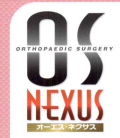

Ⅰ. 上肢

先天性橈尺骨癒合症に対する手術

札幌医科大学医学部整形外科　射場　浩介
札幌医科大学医学部整形外科・救急医学　高橋　信行
札幌医科大学医学部整形外科　山下　敏彦

Introduction

　先天性橈尺骨癒合症は，近位橈尺骨間の分離不全により，骨性あるいは軟骨性に癒合する先天異常である。前腕の回内位強直を主症状とするが，手関節部や肩関節での回旋代償運動により，前腕回旋がある程度可能にみえる。そのため，強直肢位が中間位に近い場合には日常生活動作（ADL）の制限が少ないため，年長児になり保護者が前腕回旋運動の制限にはじめて気がつく場合がある。高度機能障害の出現が予想される両側罹患例や，60°以上の回内強直例では手術が推奨される[1,2]。

　手術法は回旋運動を再建する授動術と，前腕不良肢位矯正を目的とする回旋骨切り術に大別される。著者らは前者の手術法を選択しており，特にKanayaら[3]が報告した遊離血管柄付き筋膜脂肪弁移植を行っている[4]。本法は，骨癒合部の分離，橈骨回旋矯正，腕橈関節の整復に加えて，筋膜脂肪弁の移植による分離部の再癒合予防を行う方法である[3,4]。手術侵襲が比較的大きく，微小血管吻合を要するが，回旋矯正による前腕不良肢位の改善に加えて，回内・外の可動域を獲得できることが利点である。また，有茎移植では再癒合例や脂肪量不足の報告があるが[5]，遊離移植を行った自験例ではこれまでに経験はない。

術前情報

● 手術適応

　両側例や回内強直の高度な症例を主な対象としているが，明確な基準を設定していない。ADLやスポーツ活動に障害を訴える場合，あるいは機能障害の出現が強く予想される場合に手術を検討する。適応年齢は5〜12歳までとしている。

● 術前検査

　X線検査とCT検査により，骨癒合部の分離方向の確認と矯正骨切りの計画を立てるのが重要となる。特に骨癒合部は近位から遠位にかけて回旋しており，3D-CTを用いて分離方向の詳細な確認が必要である[5,6] 図1。また，大部分の症例で橈骨が相対的に長く，橈骨頭の脱臼やアライメント不良を認めるため，短縮矯正骨切りの計画を立てる 図2。

　これまでの自験例の検討より橈骨動脈の低形成を認める症例が存在することがわかってきた。そのため，術前の血管造影検査で橈骨動脈や橈側反回動脈の走行を確認している 図3。また，上腕外側からの遊離血管柄付き筋膜脂肪弁採取のため，手術前日と直前にドップラー検査で上腕深動脈末梢の橈側側副動脈後枝の皮膚穿通枝の位置を確認しておく。

● 麻酔

　全身麻酔で行う。

手術進行

1. 橈尺骨癒合分離，橈骨矯正骨切り
   ・皮切，展開
   ・橈骨矯正骨切り
2. 回外筋の再建と肘筋による分離部の充填
   ・肘関節前方の皮切・展開
   ・上腕二頭筋腱を用いた回外筋再建と肘筋を用いた分離部の充填
3. 遊離血管柄付き筋膜脂肪弁移植による分離部への軟部組織充填
   ・上腕外側から血管柄付き遊離筋膜脂肪弁の採取
   ・筋膜脂肪弁の位置決め・固定
4. 術後のリハビリテーション

● 手術体位
仰臥位で手術用手台を使用。
● 術中使用機器
滅菌した上腕駆血帯と術中イメージを使用する。

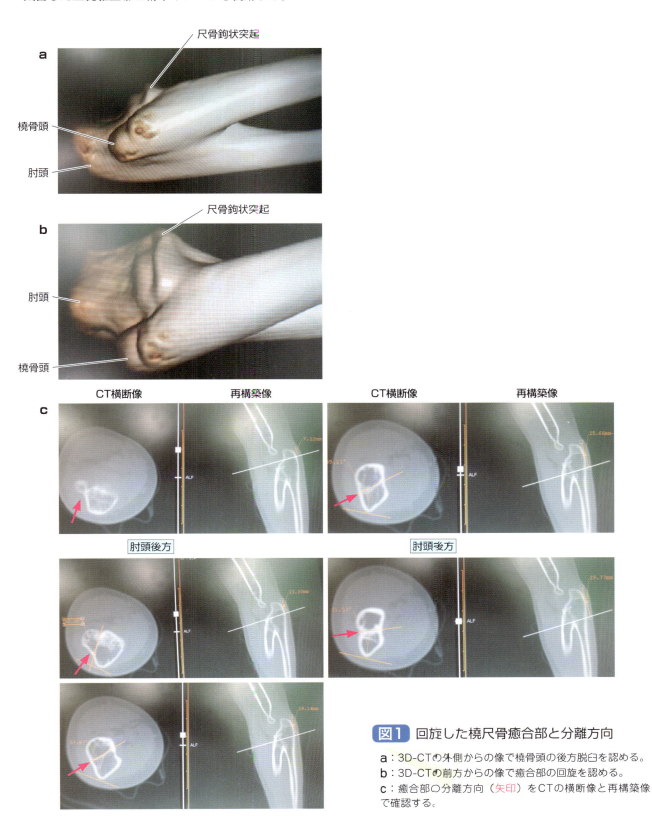

図1 回旋した橈尺骨癒合部と分離方向

a：3D-CTの外側からの像で橈骨頭の後方脱臼を認める。
b：3D-CTの前方からの像で癒合部の回旋を認める。
c：癒合部の分離方向（矢印）をCTの横断像と再構築像で確認する。

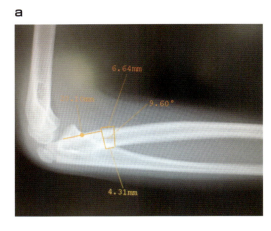
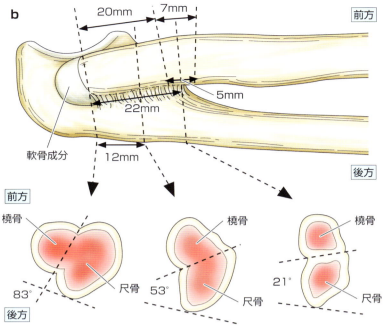

図2 橈骨頭短縮矯正骨切りの計画

a：橈骨矯正骨切り部はプレート（AOのLC-DCPプレート2.4mm）の近位2本のスクリュー位置を考えて，近位から約20mmを目安とする。相対的に長いことや橈骨頭の後方脱臼を考えて，図のような台形骨切りを計画する。しかし，実際の手術では回旋矯正を行うため，術中の追加切除によりアライメントを整える。

b：本症例ではあらかじめ計測を行い近位から20mmのところで後方に5mm短縮として，前方に7mm楔状に骨切りすることで19°前方に矯正されて腕橈関節を整復する。

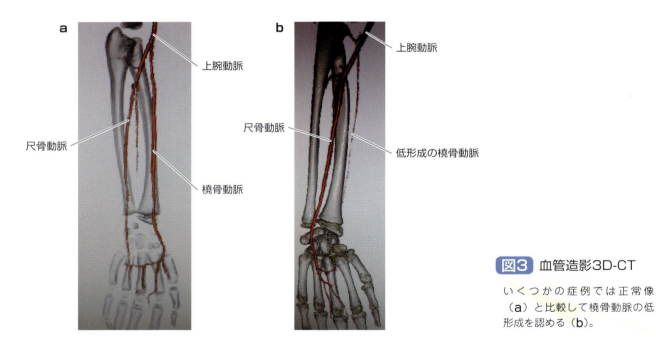

図3 血管造影3D-CT

いくつかの症例では正常像（a）と比較して橈骨動脈の低形成を認める（b）。

❶ 回旋した骨癒合部の分離は，橈骨と尺骨鉤状突起を切除しすぎないように，術前計画に従い回旋しながら骨削除する。
❷ 前腕回旋矯正は中間位より回外角度を大きくする。
❸ 筋膜脂肪弁の採取量は，分離部間隙に合わせて適度のサイズにし，血管茎は橈側側副動脈近位の上腕深動脈までできるだけ長く採取する。

手術手技

1 橈尺骨癒合分離，橈骨矯正骨切り

皮切，展開

　上腕骨外側上顆から尺骨後縁近位1/3に至る皮切を行う 図4 。肘筋を遠位停止部から近位に向かい尺骨後縁に沿って剥離，翻転して橈尺骨癒合部を展開する。骨膜下に剥離を行い，骨癒合部周囲と橈骨骨切り部の展開を行う。この際に関節包と橈骨近位側の前方組織は可及的に温存する。

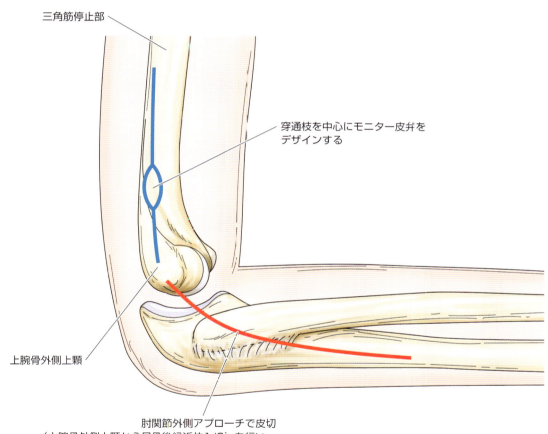

三角筋停止部

穿通枝を中心にモニター皮弁をデザインする

上腕骨外側上顆

肘関節外側アプローチで皮切（上腕骨外側上顆から尺骨後縁近位1/3）を行い，尺骨に沿って延長する

図4 肘関節外側の皮切

上腕骨外側上顆から尺骨後縁近位1/3に至る皮切。肘関節外側アプローチで皮切を行い，尺骨に沿って延長する。肘筋は遠位から近位側に持ち上げる。

骨癒合部の近位端と遠位端に注射針を刺し，イメージ下で位置を確認する 図5a，図5b。サージアトームを用いて癒合部の分離を行うが，術前のCT検査を念頭に置いて近位から遠位に向かい回旋しながら骨削除を進める 図1c，図5c。

> **コツ&注意 NEXUS view**
> 骨癒合分離時は癒合部近位から遠位に向かい回旋しているため，部位により骨切り方向が異なることに注意する。

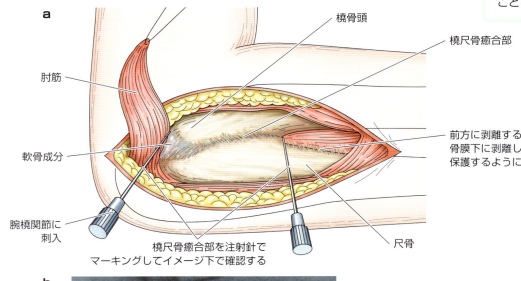

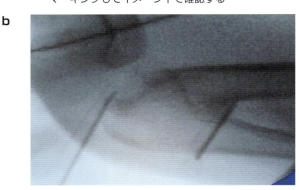

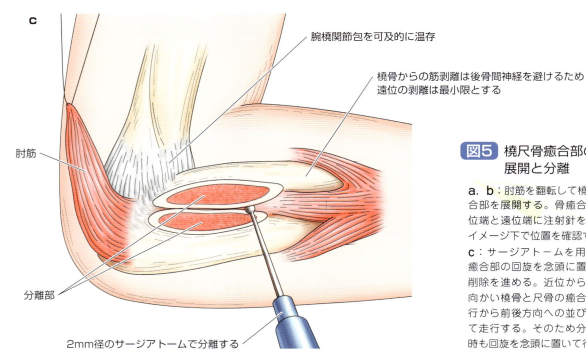

図5 橈尺骨癒合部の展開と分離

a，b：肘筋を翻転して橈尺骨癒合部を展開する。骨癒合部の近位端と遠位端に注射針を刺し，イメージ下で位置を確認する。

c：サージアトームを用いて骨癒合部の回旋を念頭に置いて骨削除を進める。近位から遠位に向かい橈骨と尺骨の癒合部は平行から前後方向への並びに捻れて走行する。そのため分離操作時も回旋を念頭に置いて行う。

橈骨矯正骨切り

　橈骨骨切り部は近位軟骨部の遠位端から約2cm遠位を目安としている（プレートの近位スクリュー2本が骨切り後の近位骨片に挿入できる長さを確保する）。橈骨頭は後方脱臼している症例が多く，術前に計画した短縮量と矯正角度を考慮した台形骨切りを行う。

　回旋矯正は術後に前腕回内・外運動が同程度可能なことを目標とするが，著者らの検討では術後長期経過で回外可動域の減少を認めるため[4]，基本的に前腕最大回外位で固定を行っている。4穴チタンプレート（AOのLC-DCPプレート2.4mm）を用いるが，骨切り前に近位2本のスクリューでプレートを固定して回旋軸のマーキングを行う 図6a 。スクリューとプレートを一度はずしてから台形骨切りを行い 図6b ，再度近位骨片にプレートを設置する。遠位橈骨を回外方向に回旋矯正して遠位スクリュー2本でプレートを固定する 図6c ， 図6d 。

　この際にアライメント微調整のため，遠位骨切り面の追加骨切除を行う場合がある。回外可動域が減少する傾向があるため，回旋矯正時は基本的に最大外旋矯正を行う。また，橈骨頭の矯正を行わない場合も約2mmの短縮を行い，腕橈関節面の圧力と回旋矯正時の緊張を軽減させる。

　橈尺骨癒合分離と橈骨矯正骨切りにより，前腕回旋肢位は中間位から回外位となり，他動で100°以上の回旋可動域が得られることを確認する。

> **コツ&注意　NEXUS view**
> 軟部組織剥離時は必ず骨膜下に行い，後骨間神経や血管の損傷に注意する。
> 橈骨近位骨片の軟部組織は可及的に温存して血行障害を予防する。

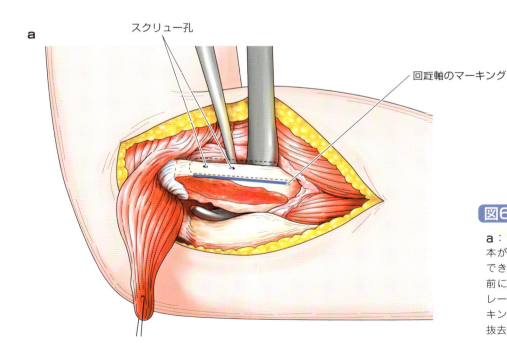

図6 矯正骨切り

a：プレート近位スクリュー2本が骨切り後の近位骨片に挿入できる長さを確保して，骨切り前に近位2本のスクリューでプレートを固定して回旋軸のマーキングを行い，再度プレートを抜去する。

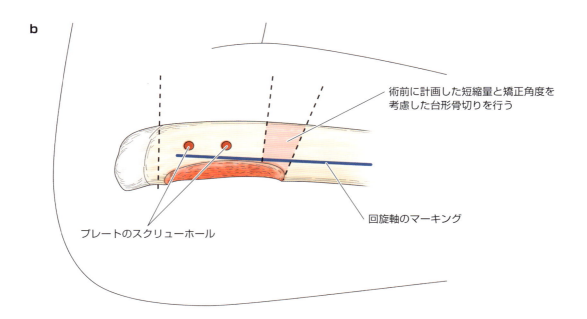

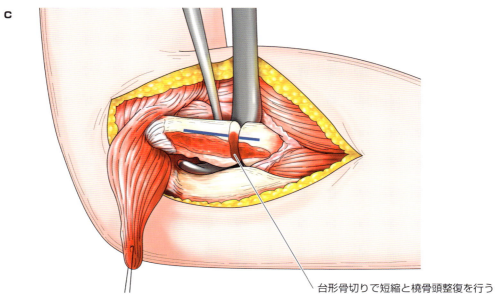

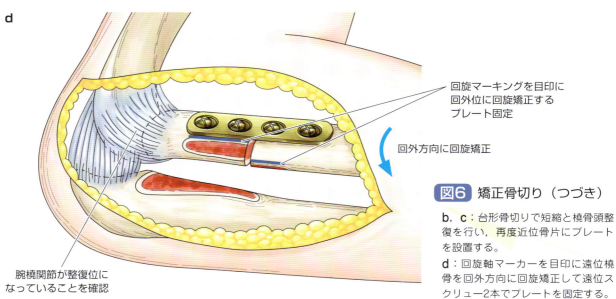

図6 矯正骨切り（つづき）

b，c：台形骨切りで短縮と橈骨頭整復を行い、再度近位骨片にプレートを設置する。

d：回旋軸マーカーを目印に遠位橈骨を回外方向に回旋矯正して遠位スクリュー2本でプレートを固定する。

2 回外筋の再建と肘筋による分離部の充填

肘関節前方の皮切・展開

前方の展開は上腕内側から前腕橈側にかけて皮切を行う 図7 。正中神経，上腕動脈から橈骨動脈を展開して橈側反回動静脈を同定し，周囲の皮静脈も吻合する候補として確保する 図8 。

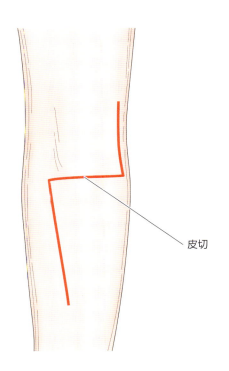

図7 肘関節前方の皮切

前方の展開は上腕内側から前腕橈側にかけて皮切を行う。

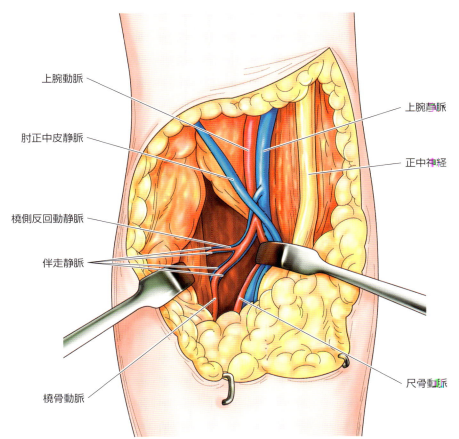

図8 肘関節前方の展開

上腕二頭筋腱膜は切離して展開する。正中神経，上腕動脈から橈骨動脈を展開して橈側反回動静脈を同定する。周囲の皮静脈も吻合血管の候補となりうるので確保しておく。

上腕二頭筋腱を用いた回外筋再建と肘筋を用いた分離部の充填

　後方と前方から上腕二頭筋腱遠位端部の確認を行い，周囲組織を剥離して一度前方に引き出した後，橈尺骨分離部を通して後方に引き出す 図9a 。

　分離した橈尺骨間を椎間拡大器を用いて広げ，軟部組織充填部のスペースを確認する。上腕二頭筋腱を分離部を通して後方に引き出して，Kirschner鋼線（K-wire）であけた橈骨近位背側の骨孔に縫着する 図9b 。その際に肘関節は60～90°屈曲位として最大緊張で縫合する。また，血管や神経を圧迫しないように，上腕二頭筋腱の走行位置を考慮する。

　次に肘筋で分離部間隙の近位1/4～1/3を充填するように後方から前方に通して，尺骨近位部の上腕筋付着部に縫着する 図9c 。

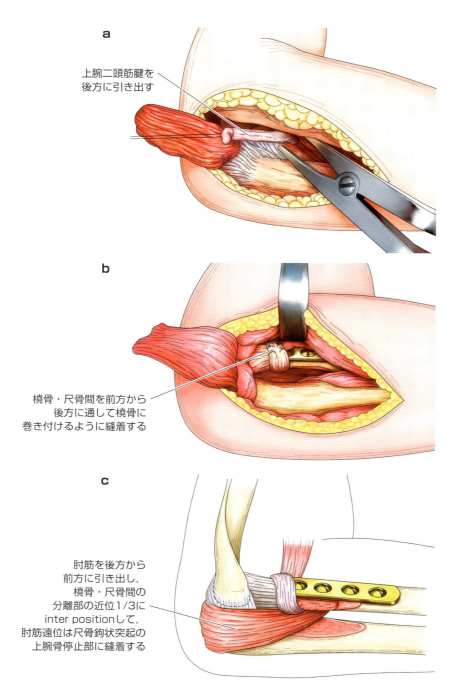

図9 上腕二頭筋腱を用いた回外筋再建と肘筋を用いた分離部の充填

上腕二頭筋腱を分離部を通して後方に引き出して（a），K-wireであけた橈骨近位背側の骨孔に縫着する（b）。次に肘筋で分離部間隙の近位1/4から1/3を充填するように後方から前方に通して，尺骨近位部の上腕筋付着部に縫着する（c）。

3 遊離血管柄付き筋膜脂肪弁移植による分離部への軟部組織充填

上腕外側から血管柄付き遊離筋膜脂肪弁の採取

　筋膜脂肪弁の採取法は上腕外側皮弁の挙上法に準じて行う．三角筋停止部から上腕骨外側上顆を結ぶ線を長軸として，あらかじめ同定しておいた穿通枝を中心にモニター皮弁をデザインする（図4参照）．この際，モニター皮弁はできるだけ遠位にデザインしたほうが，後に移植するときにモニター皮弁をはめ込みやすい．採取する筋膜脂肪弁のサイズは橈尺骨分離部の間隙に合わせて決めるが，充填部での絞扼を避けることを考慮して，著者らは椎間拡大器で開大した間隙径よりやや大きい程度の横径として，前方から後方を充填するように比較的縦に長い形としている．また，上腕深動脈は中枢に向かって剥離するが，血管茎は可能な限り長く採取しておく 図10 。

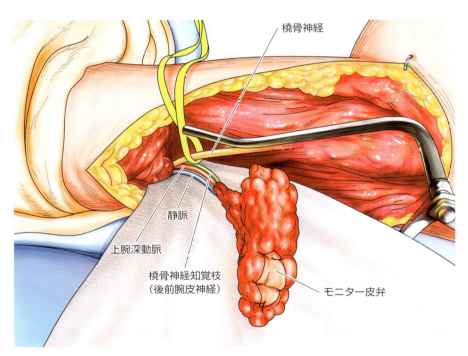

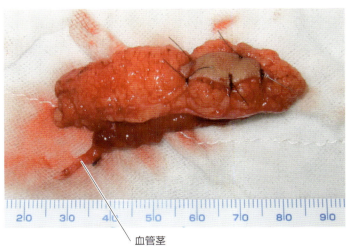

図10　上腕外側からの血管柄付き遊離筋膜脂肪弁の採取

上腕外側皮弁に準じて挙上する．モニター皮弁はできるだけ遠位に置く．血管茎は可能な限り長く採取しておく．

筋膜脂肪弁の位置決め・固定

　橈骨神経から分岐し橈側側副動脈後枝と伴走する後前腕皮神経は，分岐部より切離する。また，遊離前に血管柄を動脈と2本の伴走静脈に分離しておく。

　筋膜脂肪弁の位置決めのため分離部を椎間拡大器で開大させ，前方の血管に注意しながら後方に筋膜脂肪弁を引き出す 図11 。その際にドナー血管（上腕深動静脈）とレシピエント血管（橈側反回動静脈）の位置を確認して，血管吻合ができる位置に調整する 図12 。

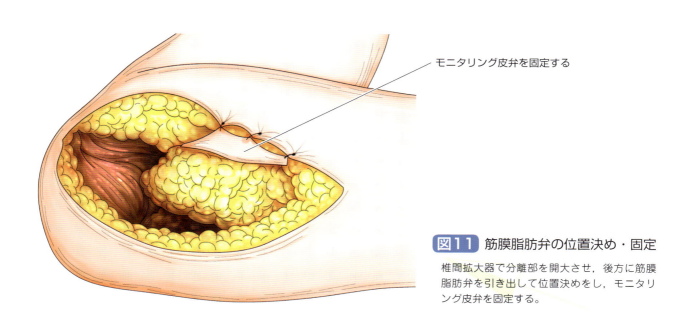

図11 筋膜脂肪弁の位置決め・固定

椎間拡大器で分離部を開大させ，後方に筋膜脂肪弁を引き出して位置決めをし，モニタリング皮弁を固定する。

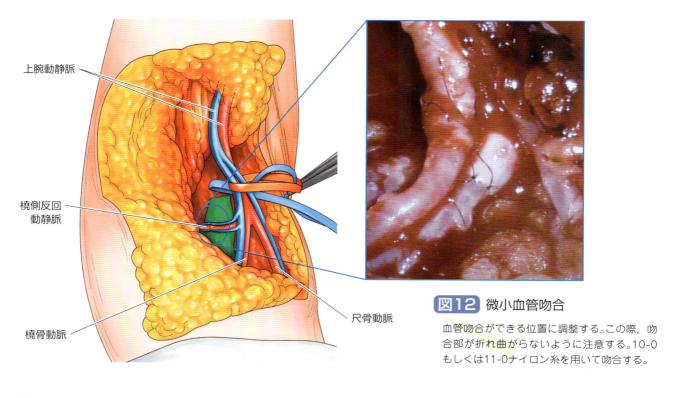

図12 微小血管吻合

血管吻合ができる位置に調整する。この際，吻合部が折れ曲がらないように注意する。10-0もしくは11-0ナイロン糸を用いて吻合する。

顕微鏡下に10-0または11-0ナイロン糸を用いて血管吻合を行う．血管の径や走行に合わせてレシピエント静脈として皮静脈を使用する場合がある．血行再開後のモニター皮弁の状態を確認して創を閉鎖する 図13．

> **コツ&注意 NEXUS view**
> 筋膜脂肪弁の採取量は分離部間隙の大きさを考慮してサイズを決め，血管茎は可及的に長く採取しておく．モニター皮弁はなるべく遠位にデザインする．

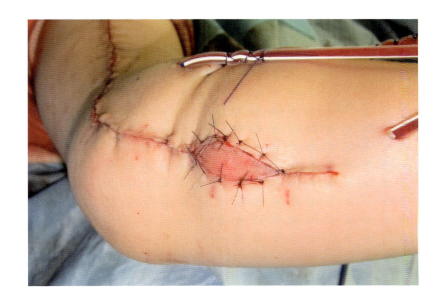

図13 閉創
血管吻合し，血行再開後のモニター皮弁の状態を確認してから創を閉鎖する．

4 術後のリハビリテーション

後療法は過去の報告に従い[5,6]，術後3週間はギプスシーネと装具を用いて肘関節90°屈曲，前腕回外位で固定を行う．その後，肘関節と前腕の自動運動を開始する．回外筋再建目的に橈骨背側に上腕二頭筋腱を縫着しているため，他動運動は術後4週から肘関節屈曲運動のみを行い，6週から伸展と前腕回内・回外運動を追加する．術後8週から前腕回旋装具を装着して回内・回外の強制を行う．術後3カ月で日常生活やスポーツ活動を制限なしとする．

文献

1) Simmons BP, Southmayd WW, Riseborough E. Congenital radioulnar synostosis. J Hand Surg Am 1983；8：829-38.
2) 荻野利彦, 射場浩介. 先天性橈尺骨癒合症に対する手術. 臨整外 2012；47：874-80.
3) Kanaya F, Ibaraki K. Mobilization of a congenital proximal radioulnar synostosis with use of a free vascularized fascio-fat graft. J Bone Joint Surg Am 1998；80：1186-92.
4) Kanaya K, Iba K, Yamashita T. Long-term results after a free vascularized adipofascial graft for congenital proximal radioulnar synostosis with an average follow-up of 10 years：a series of four cases. J Shoulder Elbow Surg 2016；25：1258-67.
5) 金城政樹, 普天間朝上, 岳原吾一, ほか. 先天性橈尺骨癒合症. 整災外 2008；51：191-7.
6) 普天間朝上, 金谷文則. 先天性近位橈尺骨癒合症. PEPARS 2005；5：33-41.

下肢 II

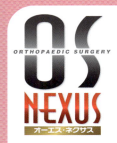

II. 下肢

大腿骨骨幹部骨折に対する弾性髄内釘固定法
（elastic stabilizing intramedullary nailing）

仙台市立病院整形外科　入江　太一

Introduction

術前情報

●保存療法

　5歳未満の乳幼児の大腿骨骨幹部単独骨折は保存療法が基本である。
　・0～6カ月：Pavlik HarnessまたはSpica Cast
　・6カ月～5歳：牽引とSpica Castの組み合わせ
　5歳未満であっても多発外傷，頭部外傷に伴う痙縮によって整復位の保持困難な場合，腹部外傷のためSpica Castが困難な場合などは手術を考慮する。

●手術適応

　5歳以上のすべての症例に適応がある。

●麻酔

　全身麻酔にて行う。

●手術体位

　仰臥位で牽引台あるいは透視台を用いて行う。

●禁忌

　骨盤輪骨折合併例では牽引台の使用は慎重を要する。

●固定材料の選択

　骨折部位，骨折型，体格などにより術式を検討する。

①弾性髄内釘固定法（elastic stabilizing intramedullary nailing）：小皮切，低侵襲で，アメリカ整形外科学会（American Academy of Orthopaedic Surgeons；AAOS）のガイドラインではじめに検討すべき手術法として推奨されている。よい適応は，骨幹端に偏らない骨幹部中央の横骨折や短斜骨折である。体重50kg以上の場合はTitanium Elastic Nail System（TEN™, DePuy Synthes）の強度の問題があり，他の方法を選択する。

②プレート法と③創外固定法：よい適応は骨幹端に近い骨折，斜骨折や粉砕骨折など軟性髄内釘では短縮のコントロールが困難な症例である。腫瘍による病的骨折では，創外固定はよい適応である。

手術進行

1. 牽引台での整復
2. ネイルの準備
   ・ネイル径の決定
   ・ネイルのベンディング
3. 皮切，エントリーポイントの作製
   ・皮切
   ・エントリーポイントの作製
4. ネイルの挿入
5. 骨折部の整復
6. ネイルの骨折部の通過
7. ネイルの切断
8. ネイルの最終打ち込みとエンドスクリューの挿入
   ・ネイルの最終打ち込み
   ・エンドスクリューの挿入
9. 後療法

大腿骨骨幹部骨折に対する弾性髄内釘固定法（elastic stabilizing intramedullary nailing）

● TEN™ 図1 の特徴
① ネイルチップの形状が彎曲している：髄腔内のネイル挿入を容易にする。
② チタン製形状記憶合金：比較的剛性が低い。オーバーベンディングを行い，3点支持によって骨折部の整復と固定をえる。
③ エンドスクリューの使用：ネイルのバックアウト，骨折部の短縮を予防する。
④ サイズバリエーション：ネイル径は1.5～4.0mmまで0.5mm刻みとなっており，症例にあわせて長さをカットして使用する。

ミニ情報 NEXUS view
製品の安全使用のため，2018年9月現在，TEN™の使用には，対象コース/セミナー（AO Trauma Pediatric Course，Depuy Synthes主催TEN™ハンズオンセミナー）の受講，あるいは、教育ツール（Depuy Synthes作成の製品ビデオなど）での学習が必要である。
同じ軟性髄内釘のEnder釘とはコンセプトが異なる。

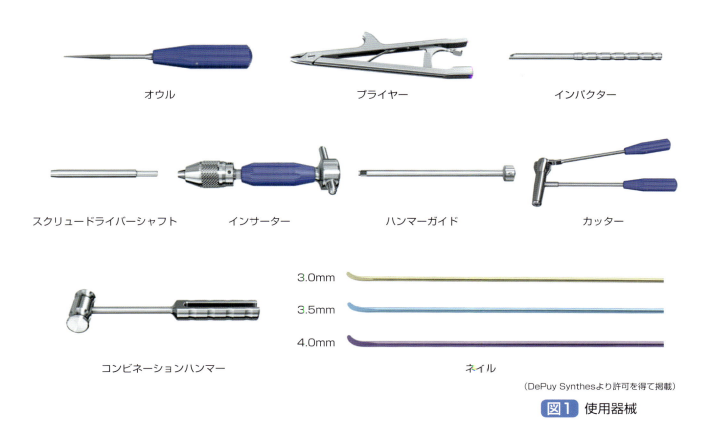

（DePuy Synthesより許可を得て掲載）

図1 使用器械

Fast Check
❶ ネイルのベンディングは先端の弯曲と同一平面となるように行い，髄腔最狭窄部の3倍の幅となるようにオーバーベンディングする。
❷ 内・外側のエントリーポイントの高さを合わせる。
❸ エンドスクリューは，ねじ切り部が骨孔内に入っていないと固定されない。

65

手術手技

　使用頻度の高い逆行性の手技を述べる。適応は遠位1/3より近位の骨幹部骨折である（逆行性では，遠位骨幹端部は適応からはずれる）。

1 牽引台での整復

　可能な限り骨折部が整復位になるように体勢を整える。小児は小さな足が牽引台からはずれないように，足部の固定を補強する。

　患肢の牽引は，イメージをみて近位と遠位骨片の骨軸の方向を合わせ，骨折部に少し隙間ができる程度に過牽引する。牽引の方向は，両下肢を平行にする方法と健側を外転する方法がある。前者では，患肢の股関節をやや屈曲方向，健肢は伸展方向に両下肢を前後させ，健側の真横からイメージを入れる 図2 。後者では，股間からイメージを入れることによって大腿骨近位部の側面像がみやすい。大腿骨近位1/3の骨折や，ネイル先端を頚部に向かって挿入したいときは有効である。

　膝は内・外旋中間位で固定している。そうすることで，大腿側面の挿入点やイメージ操作のオリエンテーションがよく，近位骨片の回旋異常にも気付きやすい。近位骨片は外旋していることが多いので，ネイル固定時の回旋アライメントに注意する。

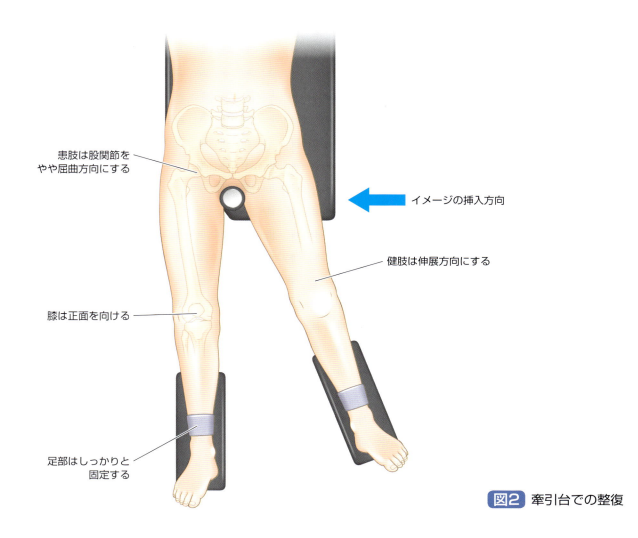

図2　牽引台での整復

大腿骨骨幹部骨折に対する弾性髄内釘固定法（elastic stabilizing intramedullary nailing）

2 ネイルの準備

ネイル径の決定

ネイルの径は，髄腔最狭窄部の30～40％のものを選択し，外側/内側の2本のネイルは径が同じものを用いる。ネイル径は1.5～4.0mmまで0.5mm刻みとなっている。

ネイルのベンディング 図3

ネイルのベンディングは以下の点に注意して行うことが大切である。

① ベンディングは，X線正面像の骨形状に合わせて，ネイル先端についているカーブと同一平面上で行う。ベンディングの範囲はネイル全体ではなく，骨内に挿入される部分，つまり，ネイル先端から骨と同じ長さの範囲である。

② 髄腔最狭窄部の直径の3倍のカーブがつくようにオーバーベンディングする。基本的に手で行うが，プライヤーやインサーターでネイルを保持すると曲げやすい。

③ 骨幹部中央の骨折では，ネイルのアーチの頂点は骨折部に一致するようにする。一方，骨幹端部に近い骨折で同じようにすると局所カーブが強くなる。

④ 鋭的なベンディングは，ネイルの強度を損なう可能性があるので行わない。

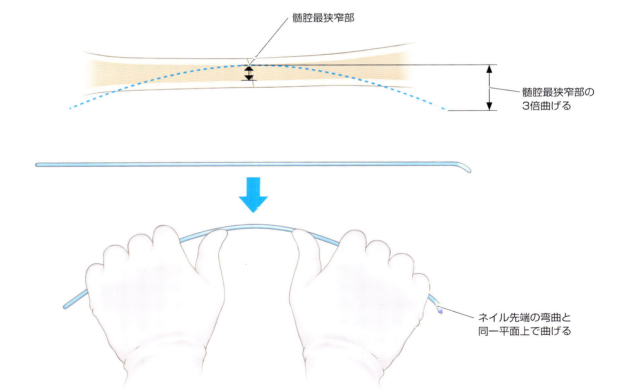

図3 ネイルのベンディング

ネイル先端についているカーブと同一平面上でベンディングを行う。髄腔最狭窄部の直径の3倍のカーブがつくようにオーバーベンディングする。

3 皮切，エントリーポイントの作製

エントリーポイントは，遠位骨幹端部で骨端線より1〜2cm以上離す。小児では，膝蓋骨上縁から約1横指近位の高さとなる。ネイルのバランスを左右対称とするため，内・外側2つのエントリーポイントは同じ高さ，前後の中央に作製する 図4a 。

皮切

エントリーポイントより2〜3cm遠位で，大腿骨遠位外側・内側それぞれに2cm程度の縦皮切を置く 図4a 。外側では挿入用の小皮切を利用して十分に腸脛靱帯を縦切し，外側広筋を分ける。

エントリーポイントの作製

オウルで皮質に垂直に穴をあけ，近位方向に徐々に45°傾けながら深く進める。骨孔は，選択したネイル径より少し大きめにあける。オウルは，ドリルのように一方的に回転あるいは180°程度左右に大きく回しながら使用する 図4b 。

> **コツ&注意 NEXUS view**
> 内・外側のエントリーポイントを同じ高さにするので，外側皮質から2.5mm径程度のドリルで骨軸に垂直に内・外側の皮質を貫き，内・外側2つの挿入孔を同時に作る方法もある。

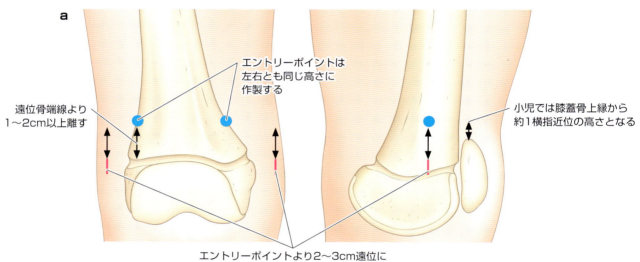

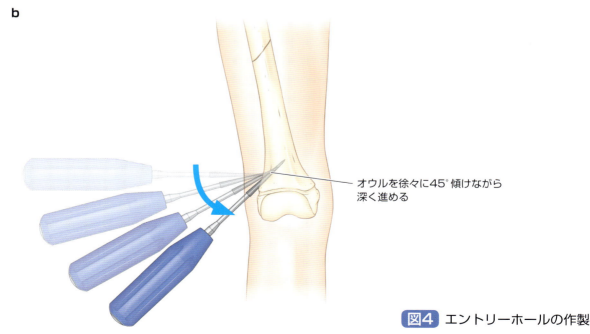

図4 エントリーホールの作製

大腿骨骨幹部骨折に対する弾性髄内釘固定法（elastic stabilizing intramedullary nailing）

4 ネイルの挿入

　ネイルをインサーターに装着する。インサーター後方のバーとネイル先端のブレードの方向を合わせておくと挿入後の先端の方向がイメージしやすい。ネイルは，先端を皮質に垂直になるように向けて骨孔に挿入し，髄腔内で180°回転させ，髄内の対側皮質に沿わせながら骨折部の手前まで進める 図5。

　ネイルの挿入は，インサーターを90°前後左右に回旋させながら，あるいは，ハンマーのスロット部でインサーターの頭を軽く叩きながら行う。対側の挿入部より，同様に同じ径のネイルを骨折部の手前まで挿入する。

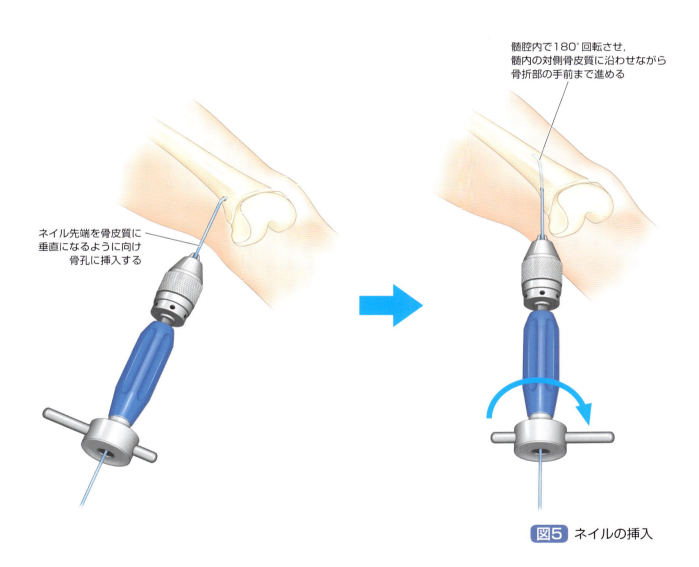

図5 ネイルの挿入

5 骨折部の整復

　徒手的あるいはFツール（Synthes社）図6を使用して非観血的に整復する。徒手整復困難例では，経皮的に2.5～3.0mm径のKirschner鋼線（K-wire）を近位骨片に刺入し，ジョイスティックに用いて，転位の整復や回旋コントロールを行う。

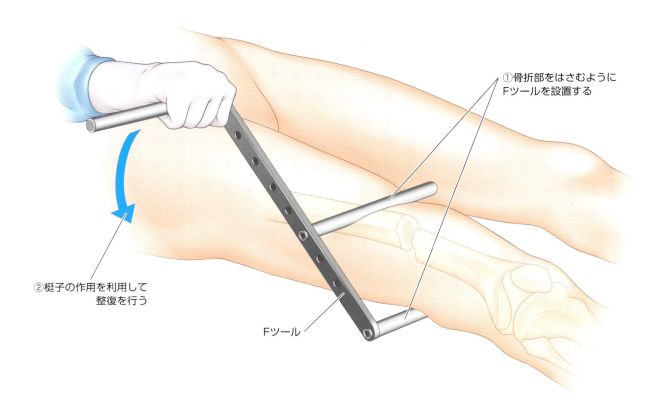

①骨折部をはさむように
　Fツールを設置する

②梃子の作用を利用して
　整復を行う

Fツール

図6 Fツールによる整復

大腿骨骨幹部骨折に対する弾性髄内釘固定法（elastic stabilizing intramedullary nailing）

6 ネイルの骨折部の通過

　骨折部の転位の方向や骨片の形状をみて挿入しやすいネイルから挿入を進める。両方のネイルが骨折部を越えたら，さらに深く挿入する。整復困難で2本目のネイルが骨折部を通過しないときは，1本目を先に深く挿入すると整復が改善することがある。

　2本のネイルが骨折部を通過した後，回旋アライメントの確認を行う。また，骨折部に間隙が生じているときは，牽引を緩め，膝を頭側に押し上げ骨折部を圧着する。

　2本のネイルは最終的な挿入深度の1〜2cm手前まで挿入しておく 図7a 。

> **コツ&注意 NEXUS view**
>
> 上下2本の交差部で，ネイルの前後が入れ替わると骨折部の固定性が低下する（コークスクリュー現象） 図7b 。従って，遠位交差部の2本のネイルの前後を確認しておき，近位交差部では2本目の挿入時にネイル前後が入れ替わらないようにコントロールする。

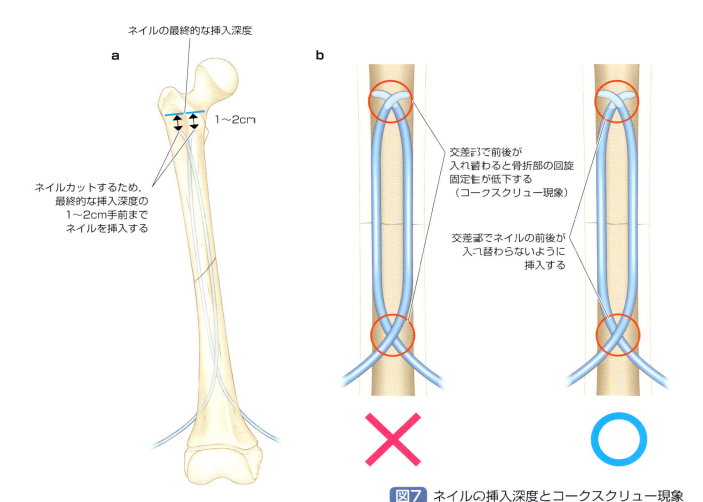

図7 ネイルの挿入深度とコークスクリュー現象
a：ネイルカットするため，2本のネイルは最終的な挿入深度の1〜2cm手前まで挿入しておく。
b：コークスクリュー現象。ネイルの前後が入れ替わっている。ネイルの回旋固定力の低下につながるので避ける。

7 ネイルの切断 図8

カッターでネイルの不要部分を切断する。カッターには3つの穴があり，ネイル径により使用する穴が異なる。カッタースリーブの黒い線の部分でネイルは切断される。

通常，最終の打ち込みをネイルカットの後に行うので，最終打ち込みの深さと皮質からの突出（約10mm）の長さを予測してネイルをカットする。例えば，ネイルを最終的に打ち込む深さが15mmの場合，エントリーポイントから25mmでカットすれば，最終打ち込み後の皮質からのネイルの突出は10mmとなる。

> **コツ&注意　NEXUS view**
> ネイルが短すぎると骨折部の固定性が低下する。後からネイルカットを追加することはできるので，初めに切りすぎないようにする。

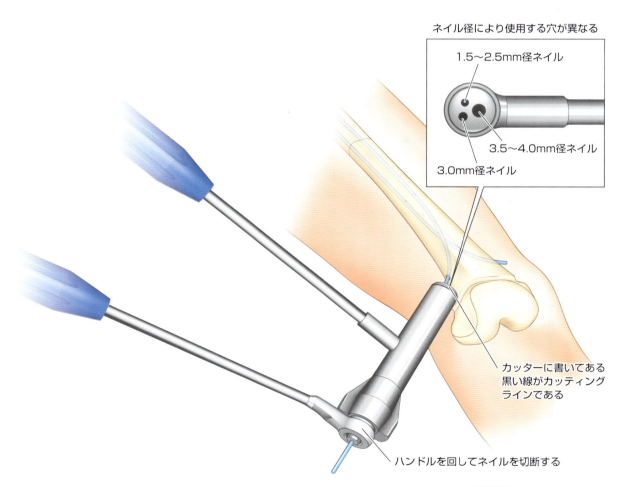

ネイル径により使用する穴が異なる
- 1.5〜2.5mm径ネイル
- 3.0mm径ネイル
- 3.5〜4.0mm径ネイル

カッターに書いてある黒い線がカッティングラインである

ハンドルを回してネイルを切断する

図8 ネイルカット
カッタースリーブの黒いラインで切断される。

大腿骨骨幹部骨折に対する弾性髄内釘固定法（elastic stabilizing intramedullary nailing）

8 ネイルの最終打ち込みとエンドスクリューの挿入

ネイルの最終打ち込み

　インパクターでネイルも最終の深さまで打ち込む．インパクターの先端には8mm程度の深さの穴があり，傾斜部を骨皮質に接触するまで打ち込むと，骨皮質から8〜10mmのネイルの突出が確保される 図9 。

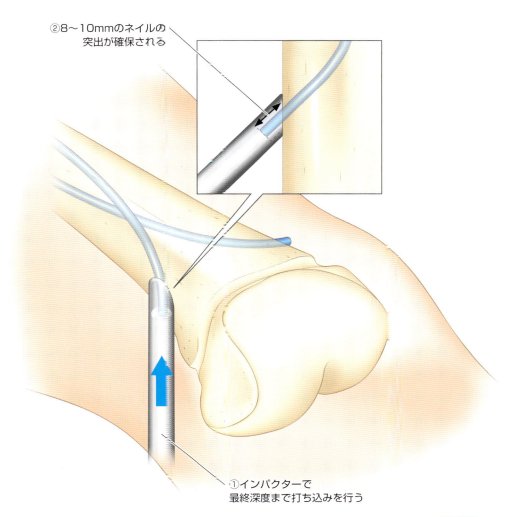

図9 ネイルの最終挿入

インパクターの先端の傾斜部を骨皮質に接触するように打ち込むと，骨皮質から8〜10mmのネイルの突出が確保される．

エンドスクリューの挿入

　エンドスクリューは骨折部の短縮や回旋を予防できる可能性があり，斜骨折や粉砕骨折など不安定な骨折に用いる．エンドスクリューは2種類あり，ネイル径3.0〜4.0mmではラージサイズ（緑色）を用いる．

　スクリュードライバーシャフトをインサーターに装着しエンドスクリューを挿入する 図10．エンドスクリューの深さは，ネイル断端とエンドスクリューの内腔の位置関係をイメージで確認しながら決定するが，螺子切り部が骨孔内に入っていないと固定性が得られない．

　エンドスクリューを用いない場合，インパクターでネイル断端を骨皮質と垂直方向に曲げておくと抜釘が容易となる．

> **コツ&注意　NEXUS view**
> インパクターの先端の傾斜部を骨皮質に接触するように打ち込むと，骨皮質から8〜10mmのネイルの突出が確保される．エンドスクリューは，ねじ切り部が骨孔内に入っていないと固定性が得られない．

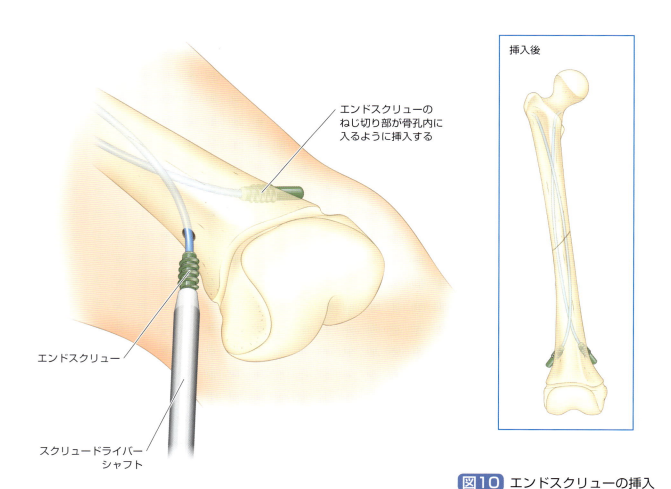

図10　エンドスクリューの挿入

9 後療法

術後ネイル挿入部の膝痛を生じることがあり，数日間膝シーネ固定をする。

術後1〜3日で車椅子を許可する（移乗は抱っこあるいは免荷で）。

痛みがなければ，横骨折では1週，斜骨折では3週ごろより部分荷重を開始し，仮骨形成に応じて4〜8週で全荷重を許可する。

骨癒合の状態に応じて，術後半年ごろに抜釘を予定する。長期に放置すると，成長に伴いネイルが髄内に引き込まれ抜去困難になることがある。

文献
1) Dietz HG, Schmittenbecher P, Slongo T, et al. Elastic Stable Intramedullary Nailing（ESIN）in Children. AO Manual of Fracture Management. Wagner M, et al. authors. New York：Thieme：2006.

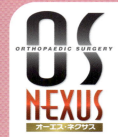

II. 下肢

脚長不等に対するリング型創外固定器による下肢延長手術

宮城県立こども病院整形外科　落合　達宏

Introduction

「脚長不等」はさまざまな原因で発症するが，片側肥大症と片側萎縮症に分けられ，それぞれ症候性と特発性が含まれるが，随伴症候がないと診断に迷うことも多い。脚長の確認は始歩後の両下肢全長立位X線像により行うが，足底に板などで補高して骨盤が水平になるように撮影すると，補高量が脚長差となる[1,2]。

先天性の脚長不等は乳児期に初診することがほとんどで，骨盤側傾からの脊柱側弯の発生を予防することを目的に補高靴や補高装具を処方する。補高は成長期の間継続するが，手術を考慮するタイミングは脚長差が，①幼児期に急激に増大し35mmに達した場合は就学前（年長）に，②緩徐に増大し30mmを超えた場合は中学2年ごろに行うのが学業との兼ね合いからも適している。

脚長不等に対する下肢延長手術では大腿か下腿の単独あるいは同時に行われるが，脚長差の程度とその分布割合さらに審美的要素を勘案して延長部位を決定する。

創外固定器にはリング型と片側支柱（ユニラテラル）型から選択できるが，下腿にはリング型を，大腿には片側支柱型を用いることが一般的である。

ここでは，頻度の高いリング型のIlizarov創外固定器による下腿骨延長術について述べる。

術前情報

●手術適応
30mm以上の脚長不等が適応となる。
①片側肥大症：血管性（Klippel-Trenaunay-Weber症候群），Beckwith-Wiedemann症候群，神経線維腫症，特発性片側肥大症。
②片側萎縮症：骨端線早期閉鎖（外傷性，腫瘍性，化膿性），下肢形成不全（脛骨形成不全，腓骨形成不全，大腿骨形成不全など），Silver-Russell症候群，神経線維腫症，特発性片側萎縮症。

●禁忌
骨形成，膜性骨化の機能が低下した疾患（くる病の未治療例，骨形成不全症，神経線維腫の一部など）。禁忌ではないが低リン性くる病と下肢形成不全の一部は注意が必要である。1長管骨当たりの延長限界は元長の150％程度となる。

●麻酔
全身麻酔＋硬膜外麻酔で行っている。

●手術体位
仰臥位で行う。

手術進行

1. 術前準備
   ・作図
   ・創外固定器の術前組み上げ
   ・術前透視
2. 腓骨骨切り
3. 創外固定器設置
   ・創外固定器の位置決め（脛腓骨ワイヤー）
   ・創外固定（脛骨ハーフピン）
4. 脛骨骨切り
5. 術後操作
   ・漸次延長
   ・仮骨硬化
   ・皮質骨化
   ・創外固定器除去
6. 創外固定器のケアとリハビリテーション

 Fast Check
❶術前にしっかり計画して術中判断を極力避け，作図通りに創外固定を設置する。
❷骨切り時は十分な量の生理食塩水で確実に冷却する。

手術手技

1 術前準備

作図

両下肢全長立位X線正面像から，創外固定器の設置位置の計画と矯正予定について作図する。計画が妥当かどうか事前に十分検討する[3]（図1）。

> **コツ&注意　NEXUS view**
> 脚長不等の立位X線像は，脚長差分を補高し骨盤を水平にして撮影する。

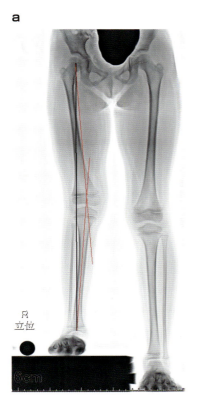
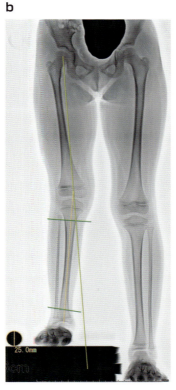
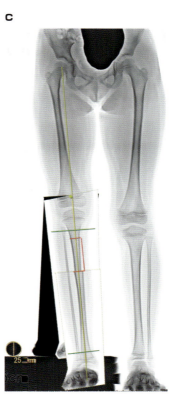

図1 作図

症例は6歳，右腓骨形成不全による脚長不等ならびに第5趾欠損，足部外側形成不全。
a：6cmの脚長差ならびに下肢機能軸は膝外方を通り外反変形を認めた（黒線）。大腿軸と下腿軸の交差位置から変形中心は大腿骨遠位骨端線に一致した（赤線）。
b：外反変形はエイトプレートによる内側骨端線成長抑制術で対応することとした。一方，脚長差は下腿の単純延長で対応することとし，下腿近位と下腿遠位の創外固定リング設置位置を記入した（緑線）。
c：大腿骨遠位での骨端線成長抑制術による矯正を緩徐なオープンウェッジと考え，大腿軸と下腿軸をそろえるよう作図上の矯正位へ移動した後，下腿軸に沿って6cmの延長を行った（赤線部）。

創外固定器の術前組み上げ

作図を基に創外固定器を組み上げるが，事前にリングサイズのテンプレートを使用して下腿から全周で2横指余裕のある大きさのリングを選択する。

ハーフリングの繋ぎ目は透視でのマーカーとして利用できるため，正中の前後になるように組み上げる 図2a。

術前透視

術前に透視を行い，創外固定器の大きさの確認と設置位置のマーキングを行う。近位リング上面は腓骨頭レベル 図2b，遠位リング下面は脛腓靱帯結合より近位レベル 図2c が設置位置になる。

作図と比較して創外固定器が大きい場合はロッドを短縮して調整する。ハーフリングの繋ぎ目のボルト・ナットが前後で重なるようにして内・外側の設置位置を決めるが，本例では脛骨軸に合わせた（脛骨外側皮質に合わせることが多い）。

透視のライトを利用してリングと繋ぎ目の設置位置を油性マジックで皮膚にマークする。

> **コツ&注意 NEXUS view**
> 4本の延長器は前方はハーフピン・後外方は脛腓骨ワイヤーの固定を想定して配置する。

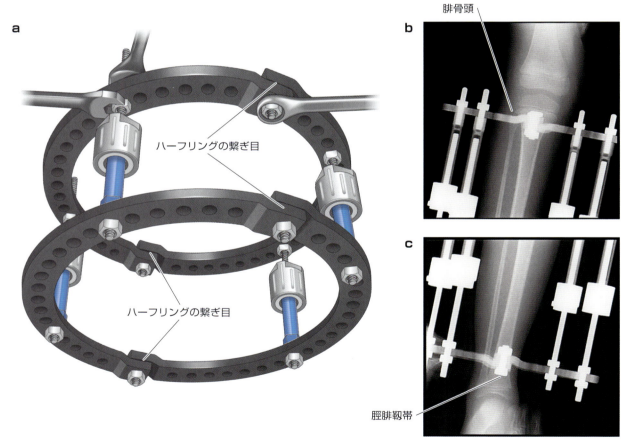

図2 創外固定器の術前組み上げと術前透視
（透視は図1と同一症例）

a：創外固定器
b：近位リング
c：遠位リング

2 腓骨骨切り

リング型創外固定器による下腿骨延長術では，脛腓骨ワイヤーを用いて腓骨の相対的短縮が生じないようにするため，片側支柱型の場合と異なり脛腓骨スクリューを挿入することはない。

骨切り高位は近位・遠位リング間の遠位側とする。展開は3〜4cmの皮切で長趾伸筋・第3腓骨筋と長・短腓骨筋の筋間で，骨膜を全周性に剥離する 図3a 。腓骨骨切りはボーンソーで行うが，熱による骨細胞の損傷を避けるため十分な量の生理食塩水で確実に冷却することが必要となる。骨切り部にノミを入れて開大させることで骨膜から断端を遊離させる。確実に骨切りされたかどうか，骨片を転位させて透視像を記録する 図3b 。

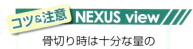

コツ&注意 NEXUS view
骨切り時は十分な量の生理食塩水で冷却する。

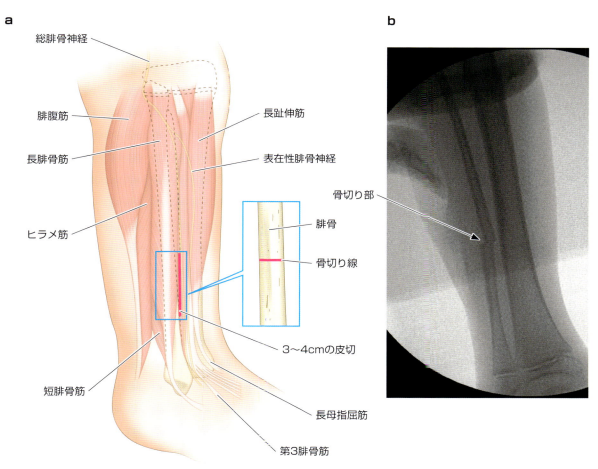

図3 腓骨骨切り（透視は図1と同一症例）
a：腓骨の展開
b：腓骨骨切り後の透視像

3 創外固定器設置

創外固定器の位置決め（脛腓骨ワイヤー）

術前に組み上げた創外固定器を皮膚のマーキングを目安に配置し，下腿前面に2横指の間隙をもたせ，下腿後面は覆布などを敷いてリング内の空間を確保する 図4a。

透視で継ぎ目とマーカーを作図と一致させ最終的な配置とする．2.0mm径ワイヤーを腓骨頭から刺入し脛腓骨を貫通して前内方に進め，ワイヤー固定ボルト・ナットで仮固定する 図4b。

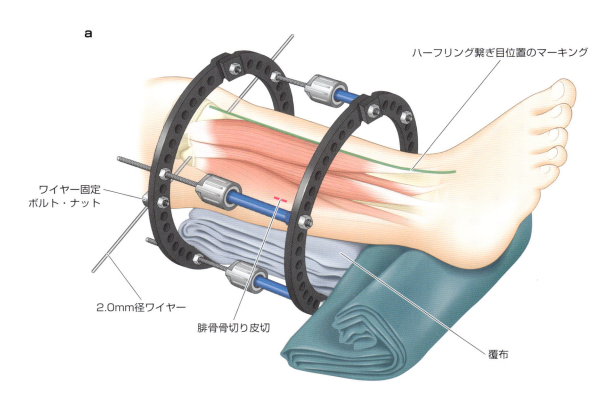

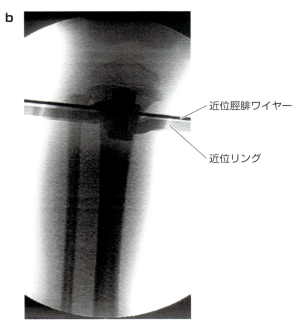

図4 創外固定器の位置決め（脛腓骨ワイヤー）

a：創外固定器の配置と近位脛腓骨ワイヤーの刺入
b：近位脛腓ワイヤーと近位リング

対側のワイヤー固定ボルト・ナットをレンチで締めた後，ワイヤーテンショナーで加圧（フルリングは130kg）する[4]　図4c。ワイヤーは3横指分残してカットし，末端はリング後面に丸めて収める。作業による設置位置のずれはリングを叩打して修正する。

　次に遠位リングでも同様に脛腓骨ワイヤーを刺入する　図4d。2本のワイヤーで創外固定器と下腿の位置が決まったので下腿後面の覆布を除去する。

> **コツ&注意　NEXUS view**
> ワイヤー刺入では腓骨頭後方の総腓骨神経に注意する。

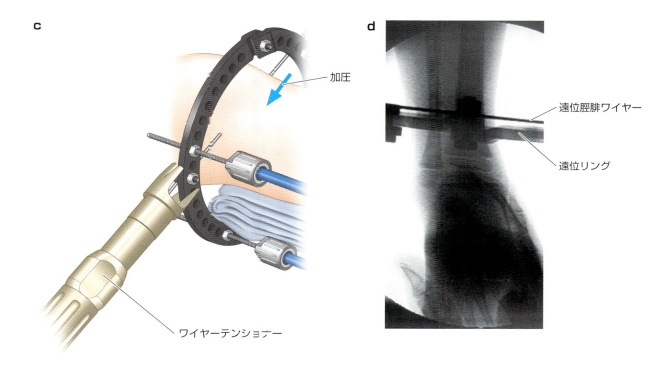

図4 創外固定器の位置決め
（脛腓骨ワイヤー）（つづき）

c：ワイヤーテンショナーによる加圧
d：遠位脛腓ワイヤーと遠位リング

創外固定（脛骨ハーフピン）

　成人では近位・遠位ユニットにリング2枚ずつ計4枚を基本にするが，小児では1枚ずつ計2枚に限られることも多く，かつ小さいリングサイズではリング穴の数も少ない。それぞれのユニットにハーフピン3本を用いるため，計画的に固定する必要がある。ハーフピン固定ボルト・ナットの組み合わせには1社では限りがあるため，メーカーの垣根を越えた組み合わせで用いている 図5 。

> **コツ&注意　NEXUS view**
> ハーフピンのテーパー・スレッドは締めるほどに固定力が高まるが，反面，一気に緩んでしまうので逆回転させてはいけない。

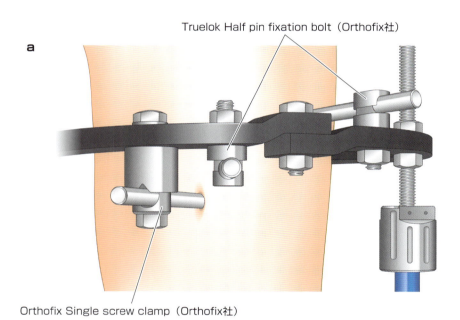

図5　創外固定（脛骨ハーフピン）
a：リングの上下面を使用
b：リングの片面のみを使用

4 脛骨骨切り

脛骨骨切り高位は近位・遠位リング間の近位側とする 図6a 。展開は脛骨前縁に沿う5〜6cmの皮切で展開し，骨膜を全周性に剝離する。骨切りに先立ちHohmann鉤が後面で接触あるいは重なっているかどうか透視で確認し，安全性を確保する 図6b 。

脛骨骨切りはボーンソーで行うが，熱による骨細胞の損傷を避けるため十分な量の生理食塩水で確実に冷却することが必要となる。骨切り部にノミを入れて開大させることで断端を遊離させる。確実に骨切りされたかどうか，骨片をノミで転位させて透視像を記録する 図6c 。

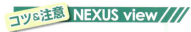

コツ&注意 NEXUS view
骨切り時は十分な量の生理食塩水で冷却する。

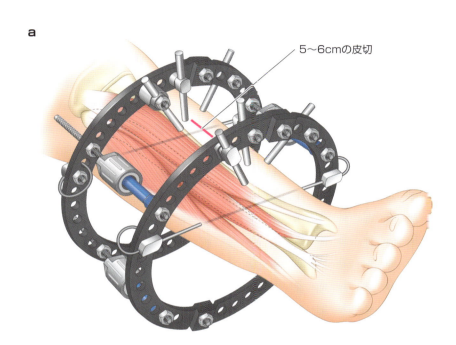

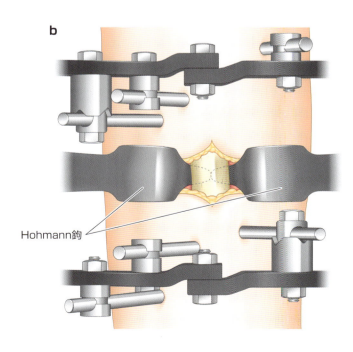

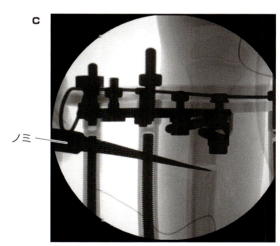

図6 脛骨骨切り（透視は図1と同一症例）
a：創外固定と脛骨骨切りの皮切
b：脛骨骨切り部
c：脛骨骨切り後の透視像

5 術後操作

漸次延長

術後 図7a は10日程度の待機期間（waiting period）を設け，その後に骨延長を開始する。延長器にはサイコロ4面が記されており，1回転で1mm移動する。延長速度は1日1mmを2回に分け，朝夕0.5mmが基本となる。

仮骨硬化

骨延長が終了 図7b したら，脚長差の確認の後に6本程度のロッドで固定し仮骨の硬化を待つ 図7c 。創外固定期間は1cm当たり40日とされるのが一般的な目安とされるが，5cmの延長で200日が最も適当と思われる。

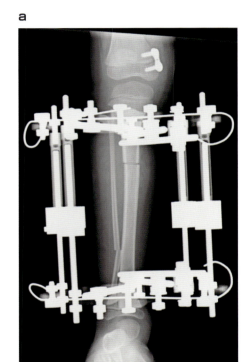
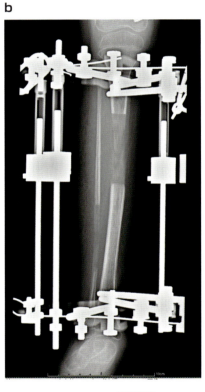
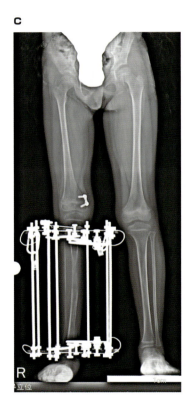

図7 漸次延長，仮骨硬化（図1と同一症例）
a：術直後
b：延長終了後
c：延長後の脚長差の確認

皮質骨化

延長仮骨は一様に骨硬化（consolidation）した後，辺縁が皮質骨化（corticalization）し成熟する．2方向X線像で内外前後面のうち3面で皮質骨化が認められれば，創外固定器除去のタイミングである（図8a，図8b）．

創外固定器除去

除去術ではピン穴の洗浄を行い，肉芽組織なども取り除く．小児では十分な骨化にみえてもまれに仮骨骨折を生じることがあるので，除去直後はギプス固定でのリハビリテーションを推奨する（図8c，図8d）．

> **トラブル NEXUS view**
> 仮骨形成が不良で偽関節様にギャップが認められる場合は，延長器の短縮再延長（compression-distraction法）で改善を図る．

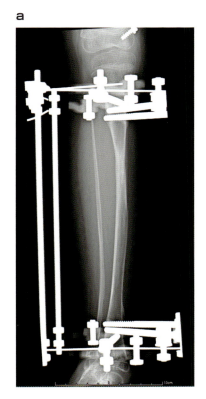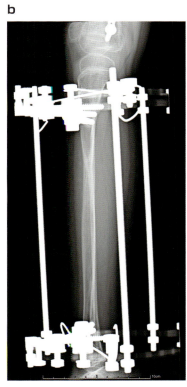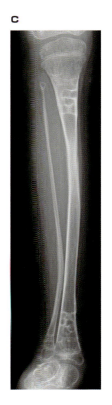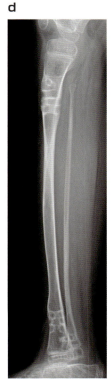

図8 皮質骨化・創外固定器除去（図1と同一症例）
a，b：創外固定器除去前
　a：正面像
　b：側面像
c，d：創外固定器除去後
　c：正面像
　d：側面像

6 創外固定器のケアとリハビリテーション

　下腿骨延長術では尖足変形を生じないように，術後早期からワイヤー吊り足底装具を使用する。ポリプロピレン製の足底板を絵画用のワイヤーを利用して創外固定器から吊る構造になっている。歩行時などには金属環からフックをはずすと固定が緩み，底屈が可能となる 図9a 。

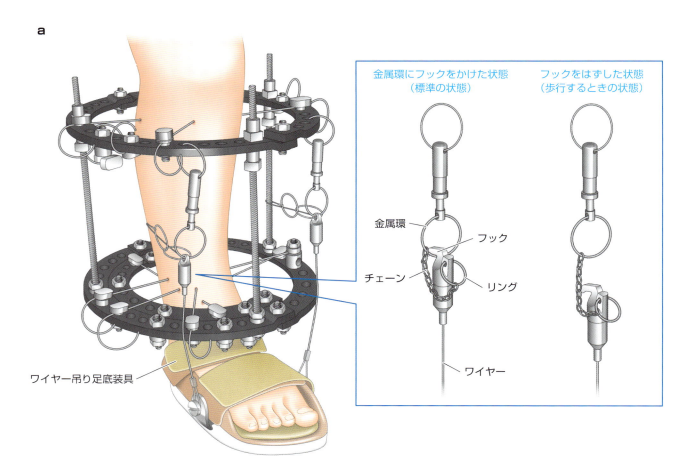

図9 創外固定器のケアとリハビリテーション
a：ワイヤー吊り足底装具

創外固定のケアは蒸留水綿球でピン周囲の浸出液や痂皮を除去し，割ガーゼ 図9b をピンに結び付けるように装着し 図9c ，全体を手製のカバーで包んでいる 図9d 。

術後2週間でピン部の軟部組織に被膜が形成されるとされ，日常的にはシャワー浴で創外固定器ごと洗浄するだけで構わない。

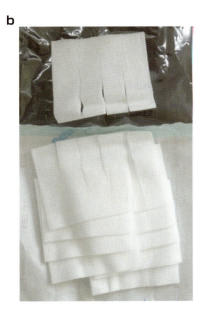

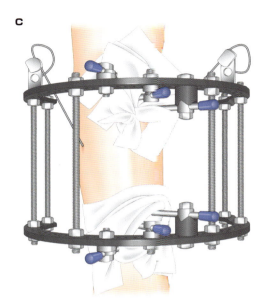

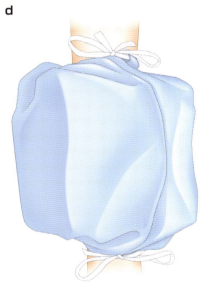

図9 創外固定器のケアとリハビリテーション（つづき）
b：割ガーゼ
c：ピンのケア
d：創外固定器カバー

文献

1) Herring JA. Limb length discrepancy. Tachdjian's pediatric orthopaedics. 5th ed. Philadelphia：Elsevier Saunders；2013. p.884-948.
2) Paley D. Radiographic assessment of lower limb deformities. Principles of deformity correction. Berlin：Springer-Verlag；2002. p.31-60.
3) Paley D, Tetsworth K. Mechanical axis deviation of the lower limbs. Preoperative planning of uniapical angular deformities of the tibia or femur. Clin Orthop Relat Res 1992；280：48-71.
4) Morrissy RT, Weinstein SL. Ilizarov lengthening of the tibia. Atlas of pediatric orthopaedic surgery. 3rd ed. Philadelphia：Lippincott Williams & Wilkins；2005. p.693-703.

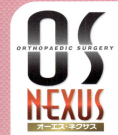

II. 下肢

大腿骨遠位部変形に対するエイトプレートを用いた骨端線抑制術

ボバース記念病院小児整形外科　吹上　謙一

Introduction

エイトプレート（Orthofix社）は，2007年にStevensらにより最初に使用が報告されたが，従来行われていたステープルによる骨端線抑制術や骨端線破壊術に比較して，安全で確実性が高い器械として広く使用されるようになっている[1,2]。骨端線をまたいで2穴プレートを設置することで，設置した側の骨の成長を抑制でき，tension band platingともよばれる。片側に使用すれば，変形を矯正でき，両側に使用すれば，骨長を抑制できる。また，およそ2年以内に抜釘することで成長を再開することが可能である。

術前情報

●手術適応

くる病などの内分泌・代謝疾患，骨系統疾患，自己免疫疾患，骨・軟部腫瘍，脳性麻痺などの神経・筋疾患，外傷など，さまざまな疾患に伴う骨の変形・脚長差が手術適応となる。矯正に十分な期間の成長を見込む必要があるため，10歳以上の症例では，正確に骨年齢を評価しておく必要がある。

●禁忌

重症型骨形成不全症など骨脆弱性のある疾患，感染症，チタン合金に対する金属アレルギーを合併する症例は禁忌である。

●麻酔

全身麻酔で行う。

●手術体位

仰臥位で行う。目的とする骨端線をX線透視装置で確認できるように手術台をセッティングする。

手術進行

1. 術前計画
2. 大腿遠位内側の皮切と展開
    ・皮切
    ・展開
3. 大腿遠位外側の皮切と展開
    ・皮切
    ・展開
4. エイトプレートの設置
    ・ガイドワイヤーの刺入
    ・ドリリング
    ・スクリューの挿入
5. 閉創
6. 後療法と抜釘時期
    ・後療法
    ・抜釘時期

❶ 屈曲変形や伸展変形を起こさないために，エイトプレートは骨端線中央に骨軸に沿って挿入する。
❷ 術後の可動域制限を予防するために，スクリューヘッドの孔には骨蝋を詰め，プレートと軟部組織の干渉に気を付ける。

手術手技

1 術前計画

　骨の変形や脚長差が進行しているのか，改善傾向にあるのか，それとも不変であるのかを見極めるために，できれば3～4ヵ月後に一度の経過観察を2回以上行うことが望ましい。進行性もしくは不変の変形・脚長差がエイトプレート手術の適応になる。

　膝の変形を評価する場合，立位両下肢全長前後面撮影が有効である。脚長差の評価は，立位両下肢全長前後面撮影でも可能であるが，著者は，より誤差の少ないCTスキャノグラムで脚長の評価を行っている。骨格の変形だけでなく，関節の不安定性や足部変形，脊椎変形などが実際の症状に影響してくる。画像評価だけでなく，臥位での関節不安定性，立位での下肢アライメント，歩行時の骨盤バランスなど，丁寧に診察することも重要である。

　矯正が必要な変形や脚長差があると判断した場合，骨がエイトプレートの設置が可能なサイズであるかどうかを確認する。エイトプレートは，長さ12mmと16mmの2種類がある。また，スクリューの長さは，16mm，24mm，32mmの3種類である。スクリューの長さは，骨端線全長の1/2を越えない範囲で最も長いものを選択する（図1，図2）。大腿骨顆部では，スクリューが膝関節内に入らないように正確な計測を行う必要がある。著者の経験では，長さ16mmのスクリューは骨の成長に伴い脱転してくる危険性が高い。

> **コツ&注意 NEXUS view**
> 術前のX線像で，設置側の大腿骨顆部の幅がスクリューの長さ以上あるかどうかを確認する。

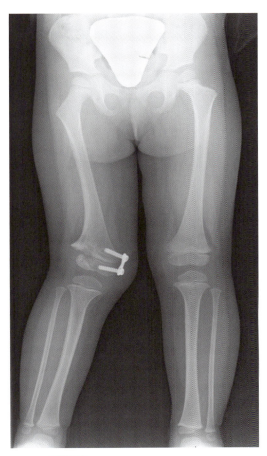

図1 外反膝に対するエイトプレート

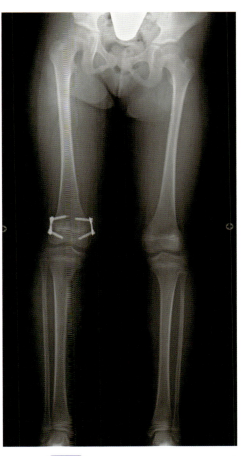

図2 脚長差に対するエイトプレート

2 大腿遠位内側の皮切と展開

皮切

　全身麻酔下に仰臥位でX線透視を行う。前後像で目的とする骨端線の位置を確認し，さらに，側面像で骨端線の中央を確認する 図3 。小児の場合，股関節を内旋もしくは外旋することでX線透視装置を回転させることなく側面像をみることが可能である。駆血帯を用いて手術を行う。大腿遠位内側に2cm程度の皮切を加える 図4 。

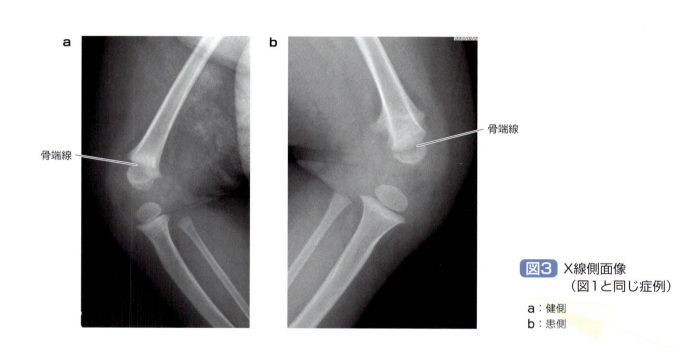

図3　X線側面像（図1と同じ症例）
a：健側
b：患側

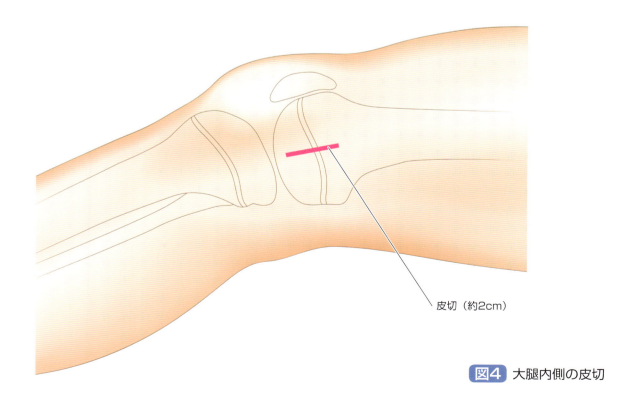

皮切（約2cm）

図4　大腿内側の皮切

展開

皮切と同じ方向に皮下を展開すると，内側広筋が出てくる．内側広筋の後縁を確認し，前方にもち上げると，その奥に目的とする大腿骨遠位骨端線が存在する 図5 ．滑膜様組織など周辺の軟部組織を展開すると骨端線に到達できるが，骨端線と周辺の骨を肉眼で区別することは難しい．著者は内側広筋を持ち上げた段階で，22～23Gの注射針を骨端線に刺入し，X線透視でエイトプレート設置位置を確認している．なぜなら，骨端線周囲には内側側副靱帯や内側膝蓋大腿靱帯の付着部もあり，展開は最小限にとどめることが望ましいからである．刺入した注射針を残したまま，エイトプレート設置位置周辺を展開し，骨膜を露出する．

> **コツ&注意 NEXUS view**
> 骨膜や内側側副靱帯，内側膝蓋大腿靱帯を損傷しないように注射針で位置確認をしてから，最小限の展開を心がける．

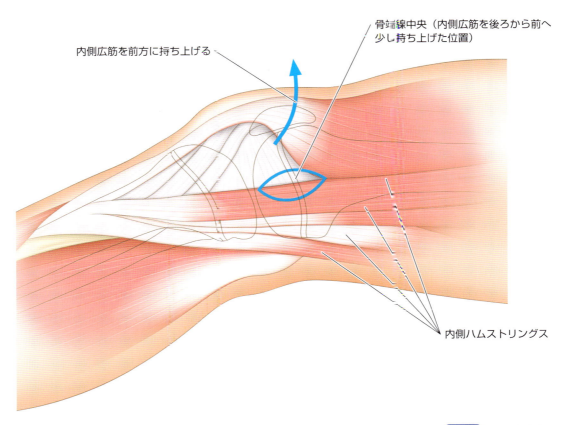

図5 大腿内側の展開

3 大腿遠位外側の皮切と展開

皮切
　内側に挿入する場合と同様に，全身麻酔下に仰臥位でX線透視を行い，前後像および側面像で骨端線の中央を確認する。駆血帯を使用して手術を行う。エイトプレート設置位置の直上に2cm程度の皮切を加える 図6 。

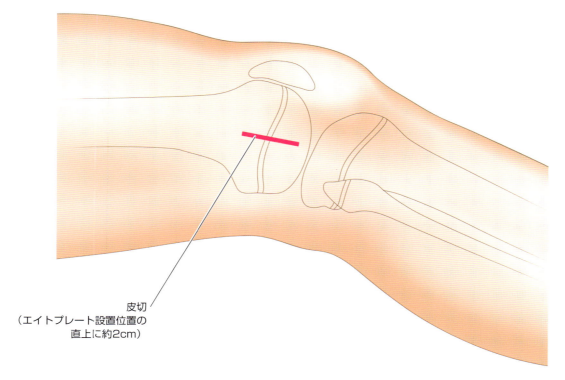

皮切
（エイトプレート設置位置の
直上に約2cm）

図6 大腿外側の皮切

展開

皮下を展開すると，腸脛靱帯と外側広筋が現れる。これらは腱性部分が多く，前方へ持ち上げることが難しい場合が多い。皮切と同方向に腱成分を切開することで，骨端線に到達できる 図7 。内側と同じように注射針でマーキングしてから，X線透視で骨端線中央を確認する。確認後，エイトプレート設置部位の骨膜を露出する。

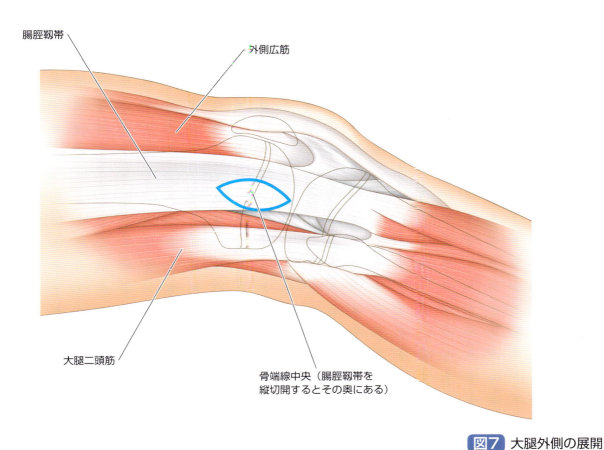

図7 大腿外側の展開

4 エイトプレートの設置

ガイドワイヤーの刺入

　マーキングした注射針のプラスチック部分をペンチなどで切除すると，ガイドとして使用できる．あらかじめ選択したプレートの中央部分の穴に注射針を通し，プレートを骨の表面に当てる 図8a ．

　まず，骨端側（遠位側）に専用ガイドワイヤーを刺入し，X線透視で確認する．前後像では，スクリューが骨端線に干渉しない位置に挿入できるかどうかを確認し，側面像では，プレートが骨軸に平行かつ骨端線の中央に位置しているかを確認する．続いて，骨幹端側（近位側）にもガイドワイヤーを刺入し，同様に確認する．

　ガイドワイヤーはプレートに対して10°程度角度をつけて挿入することが望ましい．具体的には，近位側ならプレートに垂直な方向から近位側に10°程度傾けてガイドワイヤーを挿入する．遠位側なら遠位方向に10°程度傾ける．結果として，スクリュー2本がハの字に開いている形になる．スクリューとプレートが干渉しやすい状態を作ることで，早期から矯正力が働くことが期待できると考える．この時点で，注射針を抜去する 図8b ．

> **トラブル　NEXUS view**
> 注射針を入れたままスクリューを締め込むと，注射針がプレートと骨の間で曲がってしまい抜けなくなることがある．

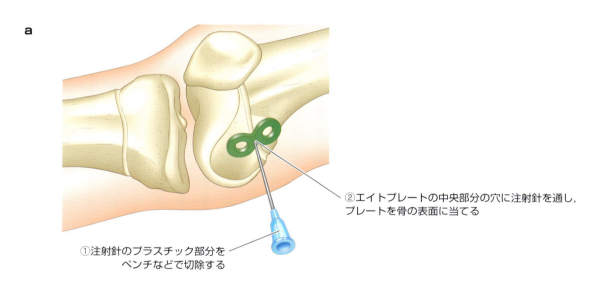

①注射針のプラスチック部分をペンチなどで切除する
②エイトプレートの中央部分の穴に注射針を通し，プレートを骨の表面に当てる

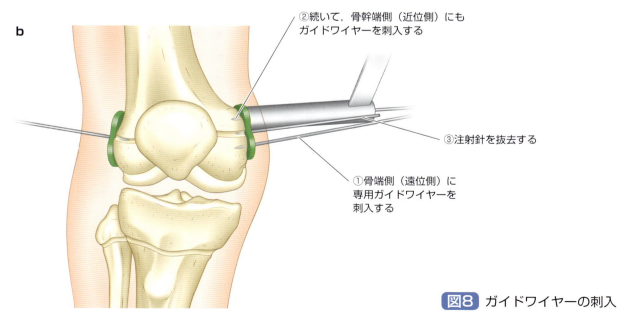

②続いて，骨幹端側（近位側）にもガイドワイヤーを刺入する
③注射針を抜去する
①骨端側（遠位側）に専用ガイドワイヤーを刺入する

図8 ガイドワイヤーの刺入

ドリリング

　ガイドワイヤーを通してドリリングを行う。手前の骨皮質のみドリリングすれば十分である 図9 。ドリルがうまく進まない場合，プレートとドリルが干渉していることが多いので，プレートを傷つけないように気を付ける。

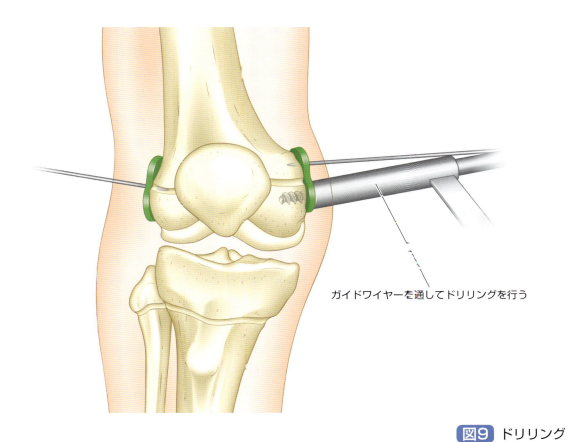

ガイドワイヤーを通してドリリングを行う

図9　ドリリング

スクリューの挿入

骨端側から順にあらかじめ計測したサイズのスクリューを挿入する 図10 。軟骨部分が多い症例などでスクリューがしっかりと締まらない場合，骨とプレート，スクリューがしっかり接するところまでスクリューを挿入する。スクリューの大部分が軟骨に入っている場合，脱転の危険性が高い。

スクリュー挿入後，X線透視で設置状況を確認する 図11 。

コツ&注意 NEXUS view

著者は，スクリューヘッドの穴に骨蝋を塗り込んで穴を塞ぐようにしている。プレート設置後に駆血帯を解除すると，スクリューの穴から勢いよく出血する。穴を塞ぐことで術後の血腫を防ぎ，後療法をスムーズにできると考える。

単純X線正面像ではスクリューをプレートに対して10°程度開大する方向へ挿入し，単純X線側面像ではプレートが骨軸方向を向き，骨端線中央に位置するように設置する。

前後像では，スクリューの開きと骨端線との関係を確認し，側面像では，プレートが骨軸に沿っていることを確認する。

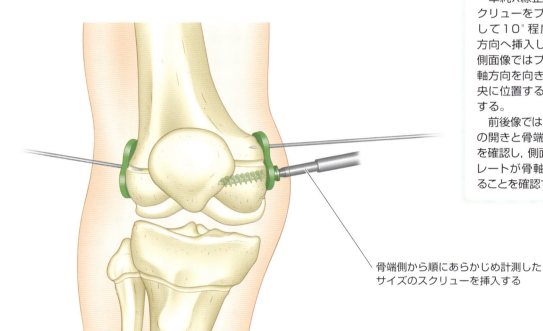

骨端側から順にあらかじめ計測したサイズのスクリューを挿入する

図10 スクリューの挿入

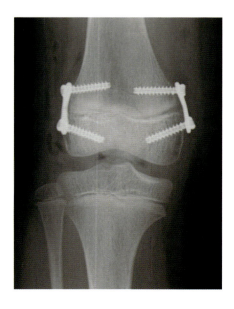
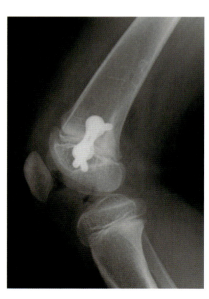

図11 設置後のエイトプレート

5 閉創

　最後にもう一度，プレートと骨の間に軟部組織がはさみ込まれていないかどうかを確認し，閉創する．膝関節の他動可動域が術前程度に保たれていることを確認して，手術を終了する．

6 後療法と抜釘時期

後療法

　術翌日より特に制限を設けず歩行を許可しているが，通常1週間程度は松葉杖などの補助具があったほうが生活しやすい．可動域制限が強い症例では，理学療法を行っている．著者の経験では，ニーブレースなどで固定しないほうが可動域の回復はよい印象である．

　術後の経過観察は，4カ月に一度程度の間隔で行う．内反膝や外反膝の変形矯正の評価は，単純X線立位両下肢全長撮影で行う．脚長調整の場合も立位両下肢全長撮影での評価は可能であるが，誤差の少ないCTスキャノグラムがより有用である．スクリューのカットアウトや骨端線への迷入が起こっていないかどうかを注意深く観察する必要がある．

抜釘時期

　抜釘は骨端線への影響を考慮して，最大2年程度で行うことが推奨されている．矯正が不十分である場合は6カ月以上の休止期間の後，再度エイトプレートを挿入して目標まで矯正する．

　成長終了までに目標の矯正が得られないことが明らかな場合は，抜釘時に骨端線を破壊したり，骨端線が閉鎖するまでエイトプレートを挿入したままにしておくことも選択肢となる．

Column

◆その他の部位への挿入

膝関節

内反膝や外反膝の主原因が脛骨近位の変形である場合，脛骨近位へのエイトプレート挿入が必要である．脛骨近位での脚長調整については効果が少ないという報告もあり，適応は慎重に判断する必要がある．

足関節

足関節の内反や外反については，脛骨遠位への挿入が有効である．特に内果は骨が薄いため，術前にスクリューが挿入可能かどうかを正確に計測しておく必要がある．

大腿骨近位

大腿骨大転子部の骨端線にエイトプレートを挿入することで，内反股を矯正できるという報告もあるが，まだ確立された治療法とはいえない．

各部位への展開については，成書を参照されたい．

変形矯正や骨長調整のなかでも，エイトプレート手術はguided growthとよばれる術式の範疇に入るが，他の内固定材料を用いた術式も報告されており，それぞれの利点・欠点を理解して，適切な材料を選択する必要がある[3]．

文献
1) Stevens PM. Guided growth for angular correction : a preliminary series using a tension band plate. J Pediatr Orthop 2007 ; 27 : 253-9.
2) 吹上謙一. 整形外科手術 名人のknow-how エイトプレート手術. 整・災外 2015 ; 58 : 1416-9.
3) Bouchard M. Guided growth : novel application in the hip, knee, and ankle. J Pediatr Orthop 2017 ; 37 : S32-6.

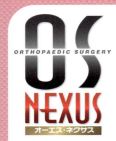

II. 下肢

安定型大腿骨頭すべり症に対する *in situ* pinning（ISP）

兵庫県立こども病院リハビリテーション科・整形外科　小林　大介

Introduction

大腿骨頭すべり症（slipped capital femoral epiphysis；SCFE）は一般的に，患側での荷重が可能な安定型と不可能な不安定型に分けられる。不安定型SCFEのほとんどはその前駆段階として安定型SCFEがあり，そこに外力が加わり不安定型になると考えられている。

SCFEの最も重篤な合併症である大腿骨頭壊死は不安定型で多く認められ，安定型SCFEではよほど無理な整復をしない限り発生することはない。よって安定型SCFEの治療目的は，pinningを行うことにより骨端部を安定化させ，不安定型への移行を阻止すること，ならびにすでに起こっている変形のリモデリングを促すことにある。

術前情報

●術前準備

外来で安定型SCFEの患者を発見した場合，すぐに入院を勧めるのが望ましい。歩いている患者だからといって，決して手術日まで自宅待機をさせない。

入院させたら原則ベッド上安静で，移動は車椅子使用とし，患側は非荷重とする。これは，軽微な外力で安定型SCFEの患者が予後の悪い不安定型に移行してしまわないようにするためである。

●手術適応

すべての安定型SCFEが治療の対象となる。安定型の定義はLoderら[1]の分類に従う。すなわち，症状を有しながらも患側での荷重が可能な症例である。患側での荷重が不可能な不安定型SCFEは，異なる治療体系が必要である。

当初はすべりの程度が軽度な安定型SCFEに対してのみ *in situ* pinning（ISP）が行われていたが，最近その適応は拡大している。当院では中等度～重度のSCFEに対しても本術式を用い，リモデリングが不良な症例に対しては二次的に骨切り術を行っている。骨切り術を二次的に行う理由として，①中等度～重度のSCFEのなかにもリモデリングが認められる症例が少なからず存在すること，②ISPに比べ，骨切り術という入院期間が長期に及ぶ手術の時期を，患者の都合（夏休み時期など）である程度コントロールできることである。

●基本的術式

安定型SCFEに関しては，原則single screw fixationとしている[2,3]。多数のスクリューを入れることで合併症も増える可能性があり，適切な位置に挿入されれば1本でも固定性は十分であると考えられるためである。理想的なスクリューの位置は，前後像からも側面像からもスクリューの先端が骨端の中心に位置すること，スクリューの挿入角度が骨端線に対し垂直に挿入されることである 図1 。術前の後方すべり角の程度によって，スクリューの挿入位置・角度は変わってくることを頭に入れておく必要がある 図2 ， 図3 。

手術進行

1. 皮膚へのマーキング
2. 刺入点の目安と刺入角度
3. ガイドワイヤーの刺入
4. ドリリング，タッピング
5. 正確な長さのスクリュー挿入
6. スクリュー位置の確認
7. 術後リハビリテーション

安定型大腿骨頭すべり症に対する *in situ* pinning（ISP）

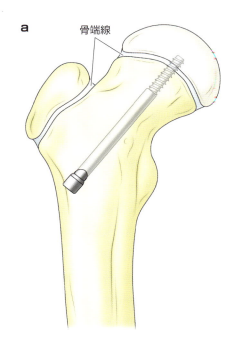

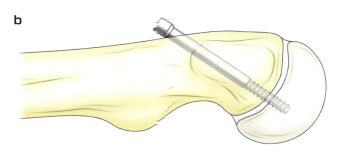

図1 SCFEスクリュー挿入位置

スクリューは前後像（a），側面像（b）ともに骨端線に垂直になるように，またスクリューの先端が骨端の中心に位置するように挿入する．すべり角の強い症例での挿入は決して容易な手技ではないことに留意する．

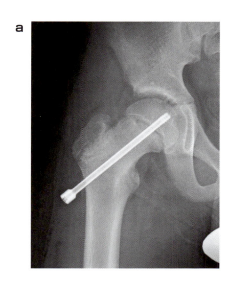

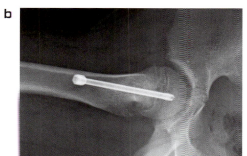

図2 後方すべり角が17°のSCFE患者に対するISP後の単純X線像

スクリューの挿入位置は大腿骨の最外側からの挿入となる．

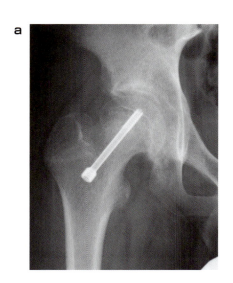

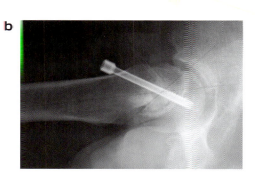

図3 後方すべり角が58°のSCFE患者に対するISP後の単純X線像

中等度以上のすべりの場合，実際のスクリュー挿入位置は大腿骨前方からとなる．

● 使用するデバイス

著者らはメイラ社のショートスレッドスクリューを頻用している。このスクリューには5.5mm径と6.5mm径の2種類があり，各患者のサイズによって使い分けている。

● 麻酔

原則，手術は全身麻酔下に術者と下肢を動かす助手の2名で行う。患側の下肢は自由に動かせるように，股関節～足の先まで消毒しておく。全身麻酔のかかった状態で下肢の消毒の際に，不用意に持ち上げた下肢を落としてしまわないことが重要である。術中の外力によって安定型SCFEが不安定型に移行する場合もありうることに留意すべきである。

● 手術体位

術者によって牽引手術台を使用する場合とそうでない場合とがある。著者らは牽引手術台を用いて手術を行った時期もあるが，現在では透視手術台を用いている。体格の大きなSCFEの患者を牽引手術台に乗せるのは，決して楽で安全な作業ではないと考えている。

● Dynamic fixationまたはstatic fixation

Kummら[4]は，低年齢発症のSCFE患者に対してはスクリュー先端の螺子切り部分を骨端部に埋め込み，スクリューヘッドを大腿骨の骨皮質から15～20mm浮かすことにより，大腿骨近位成長軟骨の早期閉鎖，あるいはスクリューヘッドが骨皮質にめり込んでしまうことを予防することができるとし，これを"dynamic fixation" 図4a とよんでいる。一方，スクリューヘッドを大腿外側の骨皮質に接するように挿入することを"static fixation" 図4b とよんでいる。

当院では原則として，12歳未満の患者に対してはdynamic fixationを行っている。しかしながら，すべりの程度が強い場合は，やや近位で前方の骨皮質の薄い部分からスクリューを挿入することになり，固定性に問題が生じることが懸念される。また，突出したスクリューヘッドによる大腿骨寛骨臼インピンジメント（femoroacetabular impingement：FAI）の危険性もあることから，すべりの角度が30°を超える症例ではstatic fixationを選択したほうが望ましいと考える。

Static fixationの場合，成長とともにスクリューの入れ替えが必要になる可能性を患者に説明しておく必要がある。

● スクリューの抜釘

大腿骨近位成長軟骨が閉じればスクリューの抜釘を行うことが可能となる。ただし本スクリューの抜釘は決して簡単な手術ではなく，スクリューの折損・遺残，抜釘後の骨折などのリスクがあることを認識しておく必要がある。

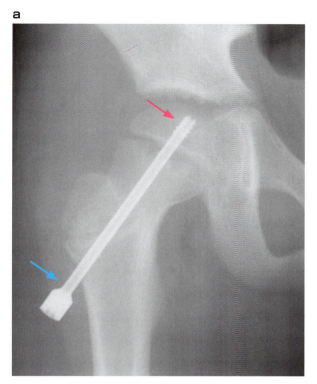 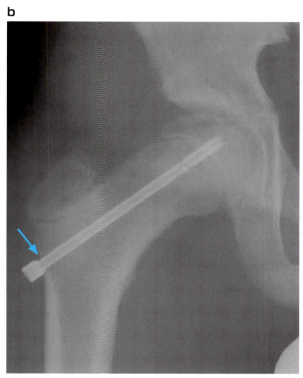

図4 SCFEの患者の*in situ* pinning後の単純X線像

a：10歳，男児。年齢を考えdynamic fixationとしている。スクリューの螺子切り部分を骨端部に埋め込み（矢印）スクリューヘッドを大腿骨外側の骨皮質から離している（矢印）。

b：16歳，男子。本患者は高年齢のためstatic fixationとした。スクリューヘッドは骨皮質に接している（矢印）。

❶ スクリューは1本のみ使用し，その先端が単純X線像上前後像からも側面像からも中心に位置することが望ましい。
❷ 骨端線に垂直にスクリューを挿入することが望ましい。
❸ スクリューの先端は5mm以上軟骨下骨に近付けないようにする。
❹ 安定型SCFEでは決して転位した大腿骨頭を整復してはならない。また，意図せぬ整復を引き起こさないよう愛護的に下肢を動かす。

手術手技

1 皮膚へのマーキング

透視下に，まず前後像における大腿骨頚部軸 図5 に沿ったラインを皮膚にマーキングする。このとき大腿骨頭中央部と大腿部の外側中央部も同時にマーキングしておく 図6 。ガイドワイヤーの刺入位置はこのライン上から選択されることとなる。

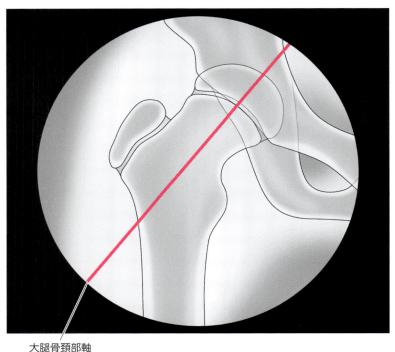

図5 大腿骨頚部の角度の確認

術中にイメージを用いて，Kirschner鋼線（K-wire）で大腿骨頚部に平行なラインを確認しておく。

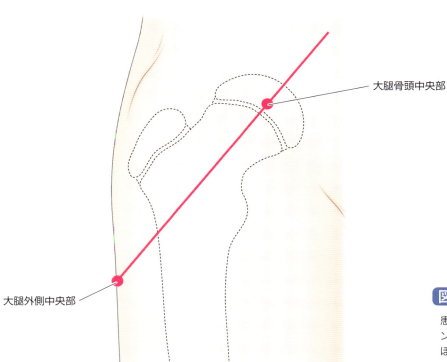

図6 皮膚へのマーキング

患者の皮膚に 図5 のラインをマーキングしておく。このとき大腿骨頭のほぼ中央部，大腿外側中央部も同時にマーキングしておく。

2　刺入点の目安と刺入角度

　刺入点のおおよその目安として，大腿骨頭中央部と大腿部外側を結んだ線を三等分して，すべり角が0°ならマーキングしたライン上のA点，30°ならB点，60°ならC点と考える 図7 。骨端線に垂直に刺入するには，術前のすべり角度によってどれだけ前後方向への角度をつけるのがよいか，あらかじめ頭のなかへ入れておく。著者らはガイドワイヤーの刺入に先立ち，1.8mm径Kirschner鋼線（K-wire）を実際に大腿骨頭の近くまで骨内に刺入し，ガイドワイヤー刺入の角度の目安としている 図8 。

> **コツ&注意 NEXUS view**
> ガイドワイヤーの刺入前に皮膚にマーキングを行い，刺入点，刺入角度の目安とする。

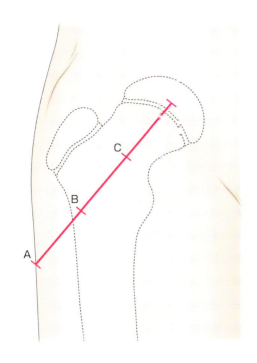

図7 ワイヤー刺入部位のおおよその目安

A点：すべり角0°
B点：すべり角30°
C点：すべり角60°

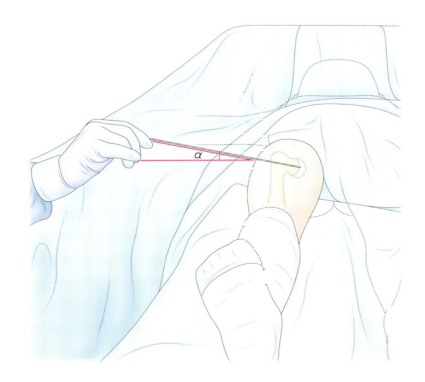

図8 刺入角度

ガイドワイヤーの刺入角αはすべり角とほぼ同じとする。前後の刺入角度は皮膚のマーキングに沿って刺入する。

3 ガイドワイヤーの刺入

あらかじめ刺入したK-wireを目安としてガイドワイヤーを刺入していく。このとき，決してガイドワイヤーが骨外に露出しないよう注意する 図9。その際には下肢をさまざまな角度に動かし，透視下にガイドワイヤーの位置を確認することが重要となる。このとき刺入されるガイドワイヤーのplacementが本術式のすべてといっても過言ではない。先に述べたようにスクリューの先端が前後像でも側面像でも骨端部の中心に位置することが理想である。先に刺入したK-wireが理想的な位置にあるならば，それをガイドワイヤー代わりに使用してもよい。

コツ&注意 NEXUS view
ガイドワイヤー刺入に先立ちK-wireを刺入しておくとわかりやすい。

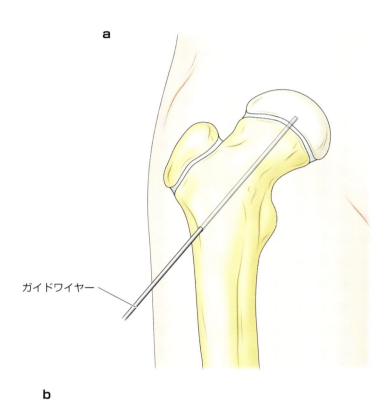

図9 ガイドワイヤーの刺入

あらかじめ刺入したK-wireを目安としてガイドワイヤーを刺入していく。
a：前後像
b：側面像

4 ドリリング，タッピング

　SCFEスクリューはセルフドリリング，セルフタッピングであるため，基本的にドリリング，タッピングは必要ない．ただし少なくとも大腿骨外側の骨皮質はドリリングしておいたほうが挿入しやすい 図10。

> **コツ&注意　NEXUS view**
> 　K-wireをガイドワイヤーの代わりにする場合は，骨端部までドリリングしておいたほうがよい．

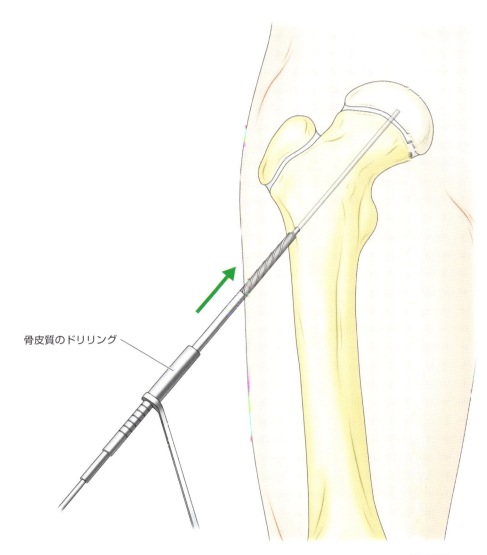

骨皮質のドリリング

図10 ドリリング
大腿骨外側の骨皮質をドリリングしたほうがスクリューを挿入しやすい．

5 正確な長さのスクリュー挿入

専用のデプスゲージを挿入し，スクリューの長さを決定する 図11a 。このときデプスゲージが骨皮質に接していることを透視下に確認することが必要である。

Dynamicに固定する場合，その分長めのスクリューを選択する。実際のスクリューの挿入に関しては，骨端線を越えるときに抵抗が感じられる。スクリューの先端と軟骨下骨との距離は少なくとも5mm以上あるほうが安全である。側面像のほうがより正確にスクリュー先端の位置が確認できる場合が多い 図11b 。

> **コツ&注意 NEXUS view**
> スクリューの長さの決定は正確に行う。悩んだら長めのスクリューを選択する。

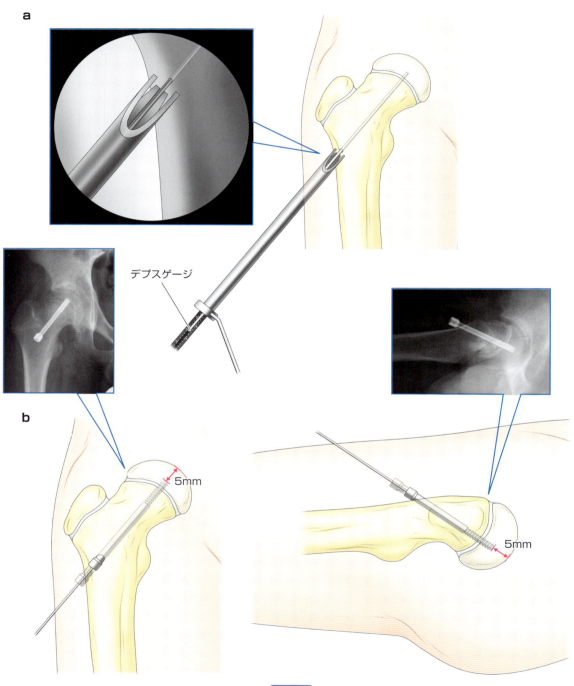

図11 スクリュー挿入
a：透視下で専用のデプスゲージが骨皮質に接していることを確認し，スクリューの長さを決定する。
b：骨端の軟骨下骨からスクリュー先端の間は少なくとも5mm以上とする。

6 スクリュー位置の確認

　スクリューを挿入したらガイドワイヤーを抜去し，透視下にスクリューの位置を確認する．すべりの程度が強い場合には，挿入方向によってスクリューの一部が関節内に穿破することはまれではないことを認識する必要がある．

7 術後リハビリテーション

　3週間の非荷重，4〜6週はクラッチ使用で部分荷重，その後全荷重でフリーとするが，4〜6カ月は体育禁止とする．

文献
1) Loder RT, Richards BS, Shapiro PS, et al. Acute slipped capital femoral epiphysis：the importance of physeal stability. J Bone Joint Surg Am 1993；75：1134-40.
2) Ward WT, Stefko J, Wood KB, et al. Fixation with a single screw for slipped capital femoral epiphysis. J Bone Joint Surg Am 1992；74：799-809.
3) Aronson DD, Carlson WE. Slipped capital femoral epiphysis. A prospective study of fixation with a single screw. J Bone Joint Surg Am 1992；74：810-9.
4) Kumm DA, Lee SH, Hackenbroch MH, et al. Slipped capital femoral epiphysis：a prospective study of dynamic screw fixation. Clin Orthop Relat Res 2001；384：198-207.

II. 下肢
Perthes病に対する大腿骨内反骨切り術

静岡県立こども病院整形外科　滝川　一晴

Introduction

術前情報

●手術適応

9歳未満のHerring分類type B，type B/Cや大腿骨頭外方化を示す例は，Perthes病の手術適応がある。女子は男子に比べ，予後が不良であることが知られているため，男子よりも低年齢で病型も軽く，壊死範囲が少なくても積極的なcontainment治療が必要である。9歳以上やHerring分類type Cの場合は，containment治療を行っても治療成績が不良であることが報告されており，大腿骨屈曲骨切り術[1]や大腿骨内反回転骨切り術[2]が行われている。

●手術時期

修復期前に手術を行うことが望ましいが，修復期以降に初診した場合でも確実なcontainmentを得るために手術適応を検討する。

●内反矯正角度について

従来は術後頚体角110°が目安といわれてきたが，近年early stageについては15〜20°の内反矯正を行うことを推奨する報告もある[3]。

●大転子骨端線閉鎖術の併用

大腿骨内反骨切り術により大転子高位が危惧されるため，必ず大転子骨端線閉鎖術を併用する。

●使用器材

著者らはヒッププレート90°幼児用，小児用（DePuy Synthes社）図1 を常用している。大腿骨頚部の径にもよるが，おおむね6歳以下は幼児用，8歳以上は小児用，その中間はcase by caseといった運用をしている。必ず術前に作図を行い，使用プレート，スクリューを選定しておく。

●手術体位

健側下の側臥位とする。X線透視で股関節正面像，Lauenstein像が描出可能であることをあらかじめ確認する。

手術進行

1. 皮切，展開
2. 大転子骨端線閉鎖術
3. ガイドワイヤー刺入
   ・1本目（遠位）ガイドワイヤー
   ・2本目（近位）ガイドワイヤー
4. チゼル挿入
   ・冠状面，矢状面での挿入法
   ・横断面での挿入法
5. 骨切り，骨切り部での矯正・プレート固定
   ・骨切り
   ・矯正とプレート固定
6. 閉創
7. 後療法

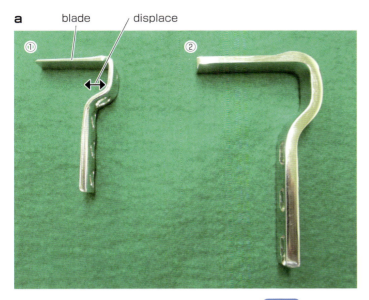 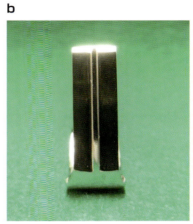

図1 ヒッププレート
a：①幼児用ヒッププレート側面像（blade長25mm，displace 7mm）
②小児用ヒッププレート側面像（blade長35mm，displace 8mm）
b：幼児用ヒッププレートblade部背面

❶大腿骨近位部で冠状面のみの矯正を行う。
❷大転子骨端線閉鎖術を併用する。
❸X線透視下に骨端線上をドリリング，搔爬する。

手術手技

1 皮切，展開

　大転子先端から2横指遠位より側正中からやや後方の6〜8cmの縦皮切を置く（ヒッププレート幼児用使用なら皮切長6cm，小児用使用なら8cmが目安）図2。皮下脂肪を鋭的に切離後，腸脛靱帯も同様に縦切する。

　外側広筋を大転子遠位側でL字弁状に切離し，骨膜下に剥離する 図3。骨幅は1.5cm〜2.0cm程度のことが多く，筋中央で鈍的に筋肉を分けて展開するより，L字弁状に切離することで大腿骨外側面の前後縁の確認が容易となる。大転子外側の軟骨も逆T字に電気メスで剥離する。

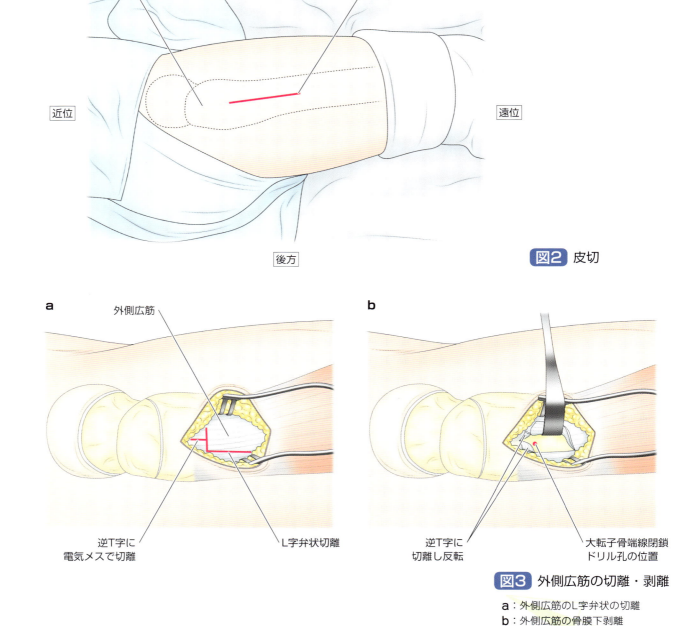

図2 皮切

図3 外側広筋の切離・剥離
a：外側広筋のL字弁状の切離
b：外側広筋の骨膜下剥離

2 大転子骨端線閉鎖術

　股関節を内旋し，大転子骨端線が視認しやすい像をX線透視で描出する。3.2mmまたは4.8mm径ドリルで大転子骨端線に沿ってドリリングを行う 図4a 。鋭匙で骨端線に沿って掻爬を拡大する 図4b 。前方の拡大はプレートの挿入部が近いため最小限にとどめる。骨端線閉鎖後は骨孔入口に骨蝋を塗り込み同部からの出血を防ぐ。

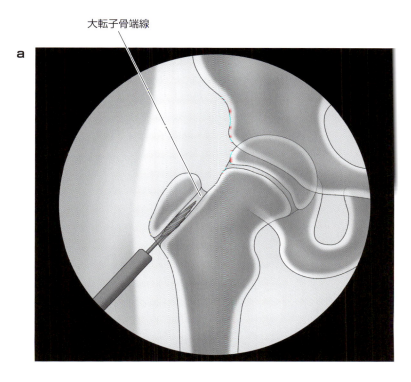

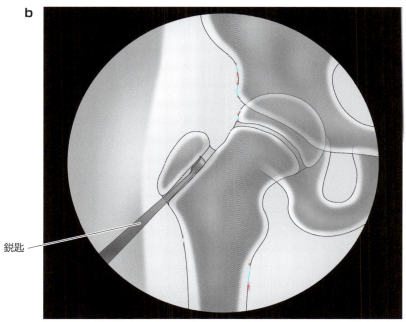

図4 大転子骨端線閉鎖術
a：骨端線に沿ったドリリング
b：鋭匙による掻爬の拡大

3 ガイドワイヤー刺入

1本目（遠位）ガイドワイヤー

皮切遠位端より遠位5cm程の位置で，1本目のガイドワイヤーを刺入する．著者らは1.8mm径のKirschner鋼線（K-wire）を常用している．X線透視下に冠状面では大腿骨長軸に垂直で，視診上矢状面，横断面では骨軸に平行となるように刺入する．

2本目（近位）ガイドワイヤー

2本目のガイドワイヤーは冠状面では1本目のガイドワイヤーと矯正予定の開角（20°の内反骨切りなら20°の開角）となるように刺入する 図5 ．矢状面，横断面では骨軸に平行となるように刺入する．つまり，1本目のガイドワイヤーと冠状面以外では開角がつかないように刺入する．ガイドワイヤー刺入位置が良好であれば，以後の操作の妨げとならないようにそれぞれのガイドワイヤーを切離する．

> **トラブル　NEXUS view**
> 2本目のガイドワイヤーは，刺入位置がX線正面像で大腿骨頸部の幅近位1/2に位置するように刺入する 図5b ．それより遠位に刺入すると，後に行うチゼル挿入時にガイドワイヤーとチゼルが干渉し，手術操作がやりにくくなる．

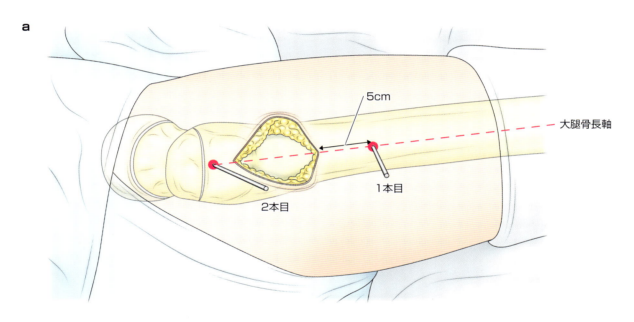

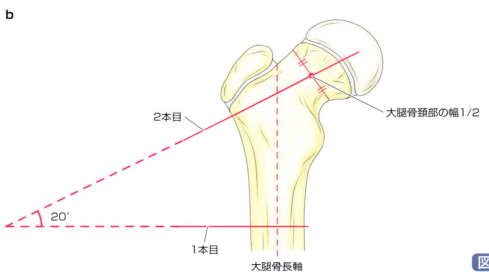

図5 ガイドワイヤー刺入

4 チゼル挿入

　ヒッププレートのチゼル幅は幼児用8mm，小児用11mmである．術中にLauenstein肢位で大腿骨近位部にチゼルを当てた状態でX線透視下に使用プレートを決定する．大腿骨頚部幅に余裕がない場合は，無理はせずに幼児用のプレートを選択する．チゼルの挿入高位を1.2mmまたは1.5mm径K-wireでチゼル先端の形状にあわせてドリリングし大腿骨外側皮質骨に骨孔を作り，チゼルを挿入しやすくする．

冠状面，矢状面での挿入法

　X線透視下に，チゼルを2本目のガイドワイヤーに冠状面では平行となるように打ち込む．矢状面では大腿骨長軸に垂直に挿入する 図6．

> **トラブル NEXUS view**
> 　大腿骨頚部は細く，大腿骨近位外側面にチゼルを打ち込み始める際に前方に滑りやすいため，1.2〜1.5mm径のK-wireで4箇所ほどチゼルの形状に合わせてあらかじめ外側の皮質骨に骨孔をあけておく．
> 　大腿骨長軸に対して前方開角または後方開角が付くと，それぞれ屈曲，伸展の要素が冠状面での内反矯正に加えてついてしまうことになる 図7．

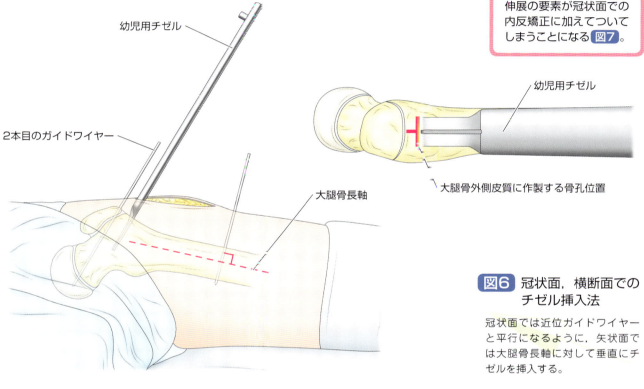

図6 冠状面，横断面でのチゼル挿入法

冠状面では近位ガイドワイヤーと平行になるように，矢状面では大腿骨長軸に対して垂直にチゼルを挿入する．

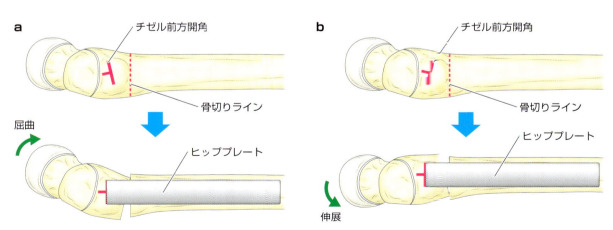

図7 チゼル前・後方開角の影響

a：前方開角では，プレート固定で骨切り部前方が開き，骨切り部より近位は屈曲する．
b：後方開角では，プレート固定で骨切り部後方が開き，骨切り部より近位は伸展する．

横断面での挿入法

横断面では大腿骨外側面前方寄りから外側面に垂直に挿入する方法 図8a と，大腿骨頚部前捻を考慮して骨外側面の後方寄りから前方に向けて挿入する方法がある 図8b。5～10mmほどチゼル先端が骨内に入った時点でLauenstein像を確認し，この時点で頚部後方に逸脱する可能性がある場合は，チゼルの挿入方向を前方に向けて頚部軸と横断面で平行となる方向にチゼルの挿入方向を調整する。

> **コツ&注意　NEXUS view**
> チゼルの挿入位置は何度も変更するとプレートのブレード部の固定性に問題を生じるため，極力一度で決定する。X線透視でチゼル高位を視触診で前後の位置確認を慎重に行う。

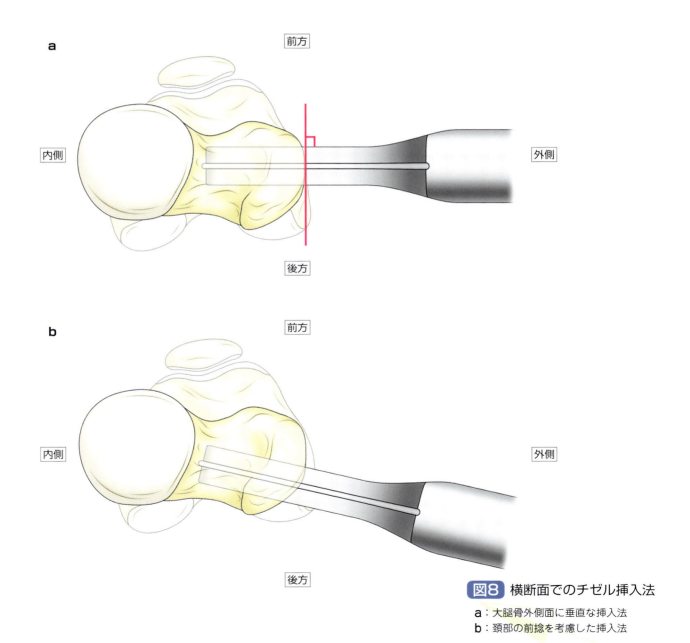

図8 横断面でのチゼル挿入法
a：大腿骨外側面に垂直な挿入法
b：頚部の前捻を考慮した挿入法

5 骨切り，骨切り部での矯正・プレート固定

骨切り

　チゼル挿入前までは，骨膜の剥離は骨切り部の外側面のみにとどめ，チゼル挿入後に骨切り部の骨膜を全周性に剥離する。チゼル挿入後の骨膜剥離はスペースが狭くやりにくいが，この時点で骨膜を剥離することで出血量を軽減できる。チゼルと骨切り高位は必ず1cm以上離す。距離が近いとプレート挿入時に骨切り部とブレード間で骨折を生じ，プレート脱転の原因となりうる。骨切り高位は小転子中央より遠位となることが多い。レトラクターで周囲の軟部組織を保護下に，遠位ガイドワイヤーを参考に冠状面で骨軸に垂直となるようにボーンソーで骨切りを行う 図9a 。

　Semiclosed wedge osteotomyとする場合（幼児用のプレートを使用する場合）は，先の骨切り後にチゼルを近位側に跳ね上げて，近位骨片の骨切り面内側半分を目安にチゼルと平行にボーンソーで追加骨切りを行う 図9b 。

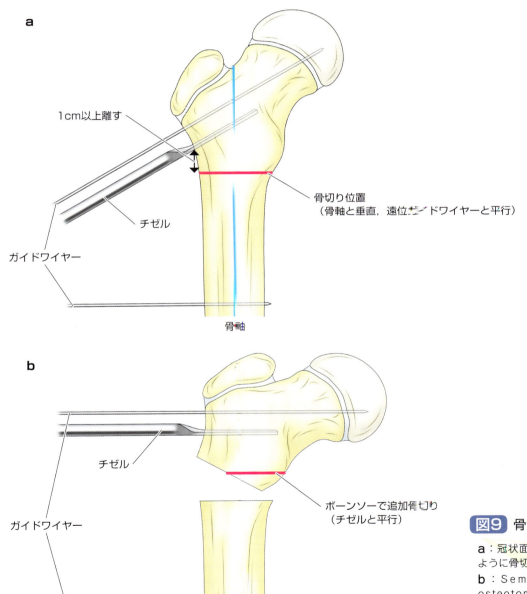

図9 骨切り

a：冠状面で骨軸と垂直になるように骨切りする。

b：Semiclosed wedge osteotomy。矯正位とした後に，チゼルと平行に内側半分（赤線）を目安にボーンソーで骨切りする。

矯正とプレート固定

　チゼルを抜去し，近位ガイドワイヤーを参考に挿入方向を確認しながらプレートのブレード部分をチゼルで作製した骨孔に打ち込む．2本のガイドワイヤーが冠状面でも平行，矢状面，横断面でも平行な状態となるように骨片間を調整し 図10，骨把持鉗子でプレートを骨に仮固定する．直視下およびX線透視下に矯正位が良好であることを確認した後，プレートを型どおりスクリューで固定する．軽く股関節を内外転，内外旋し，骨切り部の固定性を確認する．Semiclosed wedge osteotomyの場合，骨切りで生じた骨を骨切り部の間隙に充填する 図10-sub．

> **コツ&注意　NEXUS view**
> 　骨切り高位の骨膜全周剥離は，骨切りの直前（チゼル挿入後）に行うことで，出血量の軽減に努める．
> 　手術中，ガイドワイヤーに接触して曲げないように注意する．

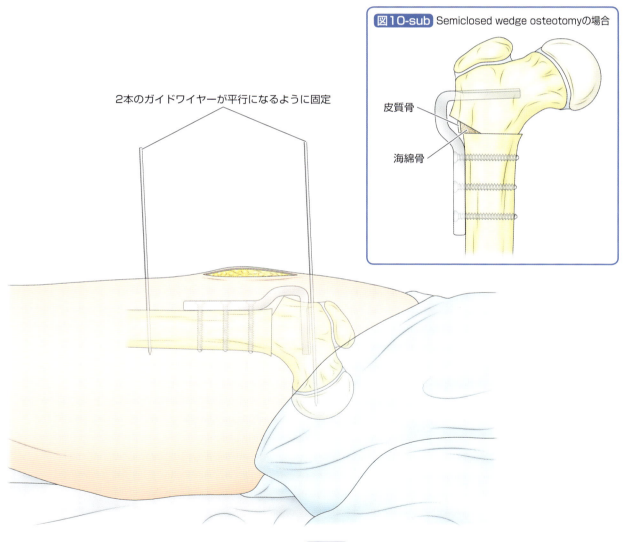

図10　プレート固定後のガイドワイヤーの位置関係
冠状面に加えて，矢状面，横断面でも2本のワイヤーが平行となるように固定する．

図10-sub　Semiclosed wedge osteotomyの場合
皮質骨
海綿骨

2本のガイドワイヤーが平行になるように固定

6 閉創

洗浄後にL字弁状に切離した外側広筋を大腿骨近位付着部などに修復する．これによりヒッププレートは完全に外側広筋で被覆される．腸脛靱帯，皮下，真皮をそれぞれ縫合し，皮膚はステリストリップ™スキンクロージャー（スリーエムジャパン社）で著者らは固定している．Open wedge osteotomyを選択した場合は，吸引ドレーンの留置を考慮する．

7 後療法

8歳以上では，実用的な患肢完全免荷の両松葉杖歩行が可能なことが多い．8歳未満では，患肢完全免荷の立位や移乗訓練のみを行い，実用の移動は車椅子とする．年齢にもよるが，術後8〜10週ごろに患肢の全荷重歩行を許可する．Open wedge osteotomyを行った場合でも骨切り部がほぼ骨癒合するまでの期間は術後3〜4カ月である 図11．

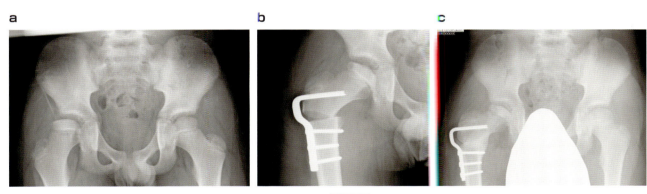

図11 Open wedge osteotomy症例の骨切り経過

Open wedgeでも術後3〜4カ月で骨切り部はほぼ癒合する．
a：術前．10歳，男子
b：術後1週
c：術後3.5カ月

文献

1) 西須　孝, 瀬川裕子, 若生政憲, ほか. Perthes病重症例に対する大腿骨屈曲骨切り術の短期成績. 日小整会誌 2011；20：327-30.
2) 中村直行, 稲葉　裕, 町田治郎, ほか. 8歳以上重症Perthes病における完全免荷治療と大腿骨内反回転骨切り術の成績比較. 日小整会誌 2015；24：38-42.
3) Kim HK, da Cunha AM, Browne R, et al. How much varus is optimal with proximal femoral osteotomy to preserve the femoral head in Legg-Calvé-Perthes disease? J Bone Joint Surg Am 2011；93：341-7.

II. 下肢

Perthes病に対する大腿骨内反回転骨切り術（ROWO）

昭和大学，佐々総合病院　渥美　敬

Introduction

　Perthes病の治療はcontainmentが基本とされてきた[1]。Herringら[2]によるlateral pillar分類の概念により，外側生存域の高さと予後の関係が明らかにされたが，寛骨臼荷重部に対する生存域の位置に関しては述べられていない。大腿骨内反骨切り術はcontainmentを得るための手術として報告され，広範囲壊死域を有する年長児においては保存療法に較べ成績は良好である[3]。しかし，従来の大腿骨内反骨切り術はあくまでcontainmentを得るために行われている[4]。年長児のPerthes病のうちHerringによるlateral pillar分類C，B/C[2]においては，通常の治療では良好な予後を得ることが困難であった。

　著者のコンセプトは従来の考え方と異なるものであり，広範囲壊死例のepiphysis（骨端部）後外側に残存する生存域を寛骨臼荷重部下に移動し，この部で荷重を受ける大腿骨内反回転骨切り術，Rotational Open Wedge Osteotomyを考案した[5〜9]。1992年に年長児Perthes病に対する内反屈曲骨切り術として最初の報告を行ったが，通常の膝顆部軸に対する屈曲と混同されるため，和文表記を大腿骨内反回転骨切り術，英文表記をRotational Open Wedge OsteotomyとしてROWOと略し[9〜11]，早期修復ならびに良好な結果を報告した。骨切り部固定材料（F Child）を開発して使用してきたが[9〜11]，製造中止となったため，現在は年長児ではAOアングルプレートを，思春期例ではF system[12, 13]を中心に使用している。

　本術式は，難治性の高い広範囲壊死・圧潰を有する年長児Perthes病に対して優れた関節外手術である。

●大腿骨内反回転骨切り術（ROWO）の基本概念

①本術式を大腿骨内反回転骨切り術（ROWO）と呼称した理由は，転子間骨切りを内旋位にて前捻を0°にした状態で行うため，すなわち頚部軸に対する屈曲であり，軽度の前方回転となるので，膝顆部軸に対する屈曲骨切りとは方向が異なるからである。これに内反を加えて，大腿骨頭後外側に存在する生存・修復骨を臼荷重部下に移動する術式である。言い換えれば，転子間前方回転内反骨切りであり，術後早期に壊死域の修復が生じる。

②移動した後外側epiphysisの生存域で荷重を受ける。後外側epiphysisの生存域を転子間骨切りによる軽度の前方回転（頚部軸に対する屈曲）により寛骨臼荷重部外側に移動し，この部で荷重を受けるようにする。同時に加える内反によりcontainmentを得る 図1 。Lateral pillar formationを手術的に増すということである。

③本術式は，骨切りにより内反を加えるが，そのとき頚部短縮を最小限にするため骨切除を行わず，外側をopenとする。同時に前方回転を加え，wedge（楔）状の前方の中枢骨切り部が末梢骨切り部中央付近に位置させる。その際，この部の前後もopen wedgeとなる。すなわち，術後に骨切り部外側および前後がopenとなるdual open wedge osteotomyである 図2 。頚部軸と大腿骨骨幹部軸の位置関係が保たれ，解剖学的位置関係が正常形態に近くなると同時に頚部短縮が少なくなる。前後外側に生じた間隙には良好な骨形成が早期に生じる。

④頚部短縮の防止効果：ROWO後の頚部短縮を最小限にし，より解剖学的形態を保つことが重要である。そのため，骨切り線の内側が小転子中央付近を通過するようにする。この位置で骨切りを行うことにより，内反回転後に楔状部分（中枢骨切り端前方）が末梢側小転子骨切り面に位置するので，頚部長が保たれやすい。

術前情報

●手術適応
X線正面像において臼蓋荷重部が広範囲壊死であり，大腿骨頭後外側にのみ生存域・修復域が存在する年長児Perthes病症例に適応がある。

大腿骨頭後外側の生存域・修復域は，股関節最大内旋位X線正面像において観察する 図3 。MRI（脂肪抑制画像）にてこの部を確認するとさらによい。

術前に骨切りの作図を行う。骨切り後に後外側生存域が，寛骨臼荷重部下に移動するように作図を行い，内反・前方回転角度を決定する。このとき，内反による脚短縮を最小限にする目的で，移動する生存域が寛骨臼荷重部下の外側に移動するように作図を行う。大腿骨頭後外側に生存域・修復域が観察されない場合は，外転免荷装具にて経過を観察し，大腿骨頭後外側に修復骨が生じてから本手術を行う。

保存療法において修復ならびに良好な予後が十分に期待される場合は，適応とならない。

●禁忌
大腿骨頭後外側に生存域・修復域が観察されない場合は適応外である。股関節内旋位正面像にて生存域・修復域が不明瞭でもMRI（脂肪抑制画像）にて観察される場合は適応となる。生存域・修復域が観察されない場合は外転免荷装具にて経過を観察し，大腿骨頭後外側に修復骨が生じてから本手術を行う。

●麻酔
全身麻酔にて行う。

●手術体位
体位は仰臥位とするが，患側股関節を若干浮かした状態にし，患肢は自由に可動できるようにする。

骨切り面設定などの決定はすべて術中透視下に行う。

手術進行

1. 皮切，展開
2. ガイドピン刺入
3. プレート挿入ホールの作製とガイドチゼルの挿入
4. プレート挿入と転子間骨切り
5. プレートによる骨切り部固定と前方回転・内反の確認
   ・増減捻に狂いを生じさせないポイント
6. 大腿骨軸と頚部軸の前後の位置確認
7. 術後処置，後療法とリハビリテーション

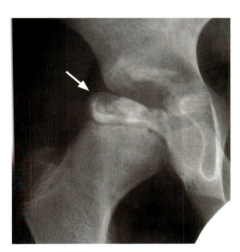

図3 手術適応例（年長児Perthes病）

病期にかかわらずepiphysis後外側に生存域が位置する場合に適応となる。股関節内旋位正面X線像でepiphysis後外側に修復生存域（矢印）が存在することを確認する。

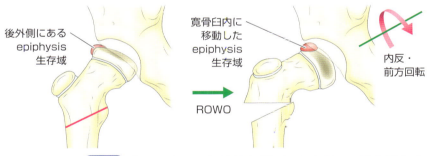

図1 大腿骨内反回転骨切り術（ROWO）の基本概念-1

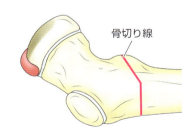 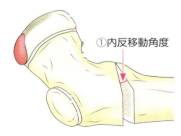 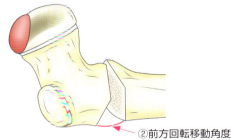

図2 大腿骨内反回転骨切り術（ROWO）の基本概念-2

ROWO後，内反により骨切り部外側が，さらに前方回転により骨切り部前後がopenとなる，dual open wedge osteotomyである。Wedge（楔）状の前方の中枢骨切り部が末梢骨切り部中央付近に位置させることで，頚部軸と大腿骨骨幹部軸の解剖学的位置関係が保たれるとともに，頚部短縮が少なくなる。

骨切り線内側が小転子中央付近を通過するようにすることで，内反回転後に楔状部分（中枢骨切り端前方）が末梢側小転子骨切り面に位置し，頚部短縮を最小限にすることができる。

手術手技

1 皮切，展開

皮切は，大転子・大腿骨骨幹部中央を通過する直線状にする 図4。

大腿筋膜張筋を同様に縦切し，外側広筋に達する。外側広筋をL字状に切開し前方に反転し，大転子末梢を展開する 図5。内側は骨切り予定部を想定した部位で小転子方向に展開する。骨切りの内側位置が重要となるので，内側は小転子位置が把握できるようにする。

大腿骨骨幹部はプレート固定が可能な部位まで展開する。

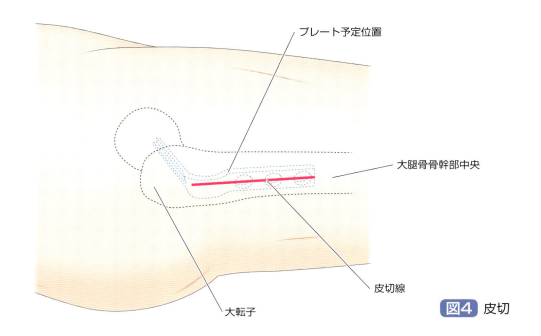

図4 皮切

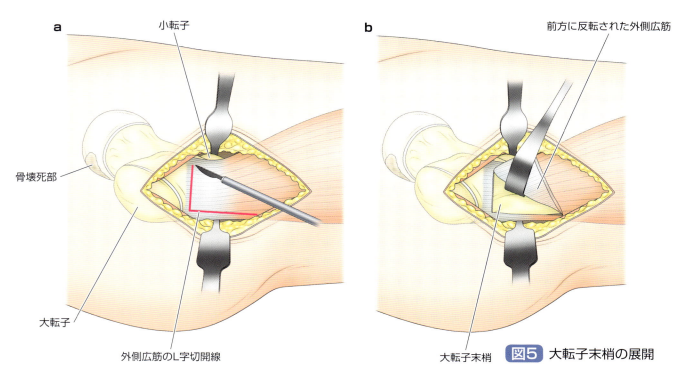

図5 大転子末梢の展開

2 ガイドピン刺入

　本術式は大腿骨転子間骨切りを，内旋位にて前捻を0°にした状態で行うので，透視下に股関節を内旋し，大腿骨頚部が最長にみえる位置で固定する 図6a 。この肢位が大腿骨の増減捻が0°の肢位である。大転子末梢側から頚部の中央に向けて，使用予定のプレートならびに予定の内反角度に対する補角にてガイドピンを刺入する 図6b 。骨切り方向は大転子下から小転子中央に向けて行う。

　ガイドピン刺入後，股関節を屈曲・外旋して側面像でもガイドピンが可及的に頚部中央を通過するようにする。AOアングルプレートを使用する場合は通常100°のブレードを用い，20°の内反を加えることが多いので，この場合は60°の補角となる。

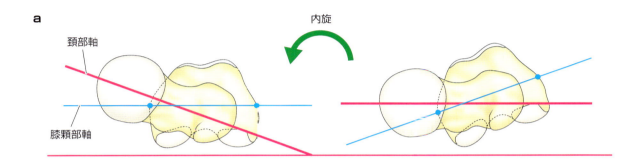

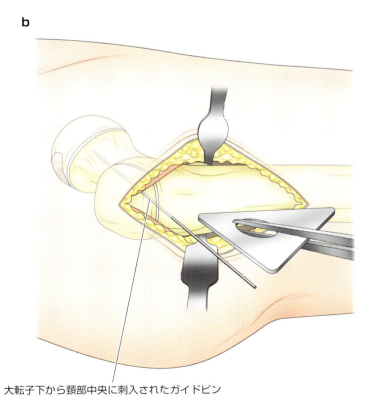

大転子下から頚部中央に刺入されたガイドピン

図6 ガイドピンの刺入
　　　（目的の内反角度に則した補角）

a：術中透視下に内旋位にて大腿骨頚部が最長にみえる肢位を確認し，前捻を0°にした状態で骨切りを行い，回転する。

b：骨切り面の設定は，大腿骨頚部が最長にみえる位置で固定する（a参照）。大転子末梢側から頚部中央に向けて，使用予定のプレートならびに予定の内反角度に対する補角でガイドピンを刺入する。このとき股関節を屈曲・外旋し，側面像でもガイドピンが適切な部位を通過するようにする。

3 プレート挿入ホールの作製とガイドチゼルの挿入

　ガイドピンが適確な位置に刺入されているのを確認後，プレートブレード挿入予定部を開窓する 図7 。骨切り後，前方回転（頚部軸に対する屈曲）を行うので，前方回転の角度に合うようにプレートブレードを斜めに挿入する。よって開窓方向は大腿骨骨幹軸に対し斜めになる。通常大腿骨骨幹軸30～40°の角度となる。

　以上の操作は，予定した前方回転のための位置にプレートブレードを挿入するのに重要である。

　開窓部からガイドチゼルを挿入するが，成長軟骨損傷に注意する。左右方向は大転子下から小転子中央である 図8 。

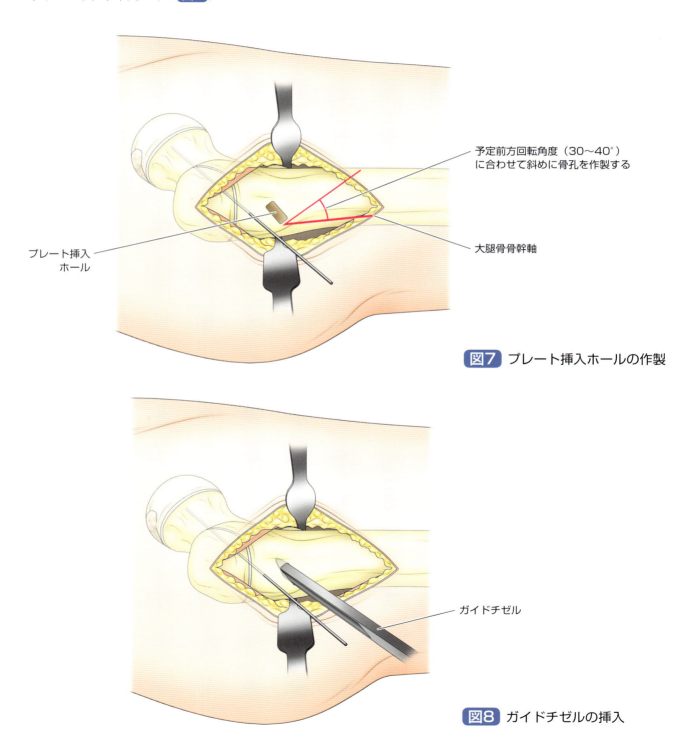

図7 プレート挿入ホールの作製

図8 ガイドチゼルの挿入

4 プレート挿入と転子間骨切り

骨切りに際してのポイントは，左右前後方向における角度と位置である．ガイドチーゼルの挿入位置が適確であることを確認後これを抜去し，プレートブレードを挿入するが，このとき完全には打ち込まず，大腿骨とプレートの間に骨切りのための隙間を残す 図9．

転子間骨切りに際し外側はプレートブレードから3～5mm程度離れた位置で行う．プレートの挿入位置が適確であることを透視下に確認後，骨切り予定線をマーキングしてから薄刃の平ノミで骨切り用の溝を作製し，この部で転子間骨切りをoscillating sawにて行う 図10．

> **コツ&注意 NEXUS view**
> 転子間骨切りの外側は大転子下から，内側は小転子中央に向かう部位で斜め上方に行う．前後方向では大腿骨骨幹軸に対し直角に行う．
> この操作を適確に行うことにより，回転後に中枢が術前予定した適確な位置に移動できる．

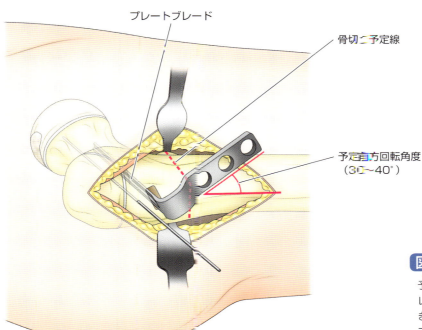

図9 プレート挿入
予定の前方回転角度に合わせてプレートブレードを挿入する．このとき完全には打ち込まないで大腿骨とプレートの間に骨切りのための隙間を残す．

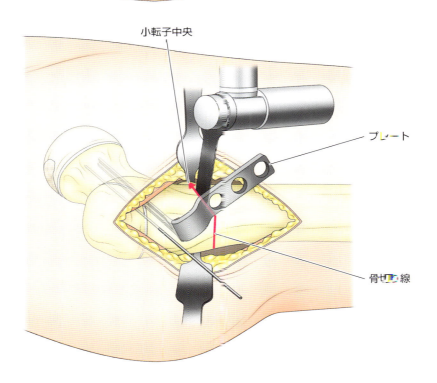

図10 転子間部の骨切り
転子間骨切り予定線をマーキングし，転子間をoscillating sawで骨切りする．内側は小転子中央に向けて骨切りを行う．これは術後の良好な骨癒合と転子間形状の正常化を目的としている．

5 プレートによる骨切り部固定と前方回転・内反の確定

プレートブレードの最終的な打ち込みを行う。股関節を軽度屈曲しながらプレート部分を下方に回転・移動し，大腿骨骨幹部に合わせる。この操作により，前方回転が行われる 図11 。

増減捻に狂いを生じさせないポイント

中枢側の内反・前方回転を行う際，患肢を助手に軽く牽引させ，プレートを大腿骨に合わせる。清水式骨鉗子を用いて徐々に予定の位置に合わせる。前方の骨切り部分の形状を指で触れて形状の回旋による狂いが生じていないことを確認し，最終の固定を行う。

> **トラブル NEXUS view**
>
> **オフセットに注意！**
> プレートの形状により末梢が内側に移動しすぎてオフセットが減少すると，リモデリングが生じた後のcalcar形成により頚部短縮が生じる。よって骨切り部内側は中枢と内側が可及的に合うようにする。
> AOアングルプレート使用時には，場合によってはベンダーを用いてオフセットを少なくする必要がある。

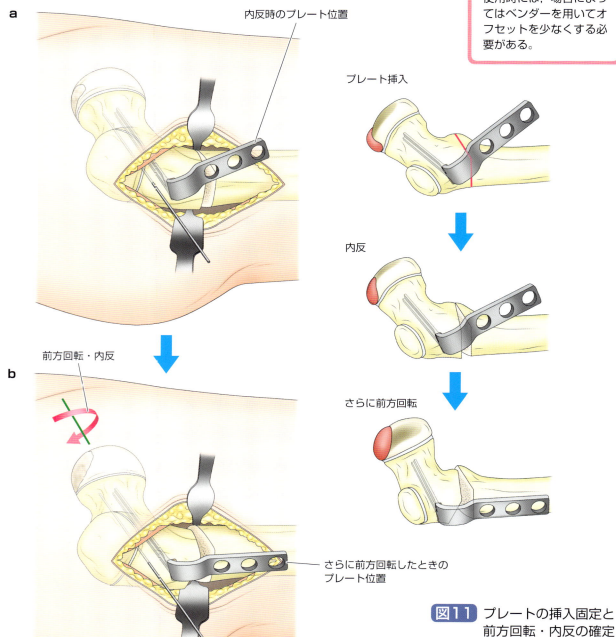

図11 プレートの挿入固定と前方回転・内反の確定

プレート部分を下方に回転・移動し，大腿骨骨幹部に合わせる。この操作により，中枢側の前方回転が行われる。

6 大腿骨軸と頚部軸の前後の位置決定

　下肢を軽く牽引し，中枢骨切り前方楔状部分が末梢骨切り面の中央付近に位置するように固定する 図12a 。この操作により大腿骨頭・頚部と大腿骨骨幹部の正常な位置関係が得られる。このとき，増減捻に狂いが生じないように固定位置に注意する（前頁参照）。

　骨鉗子にて固定後，皮質骨スクリューにより大腿骨へ固定するが 図12b 。ドリリングをスクリューホールの末梢で行い，骨切り部にコンプレッションをかける。

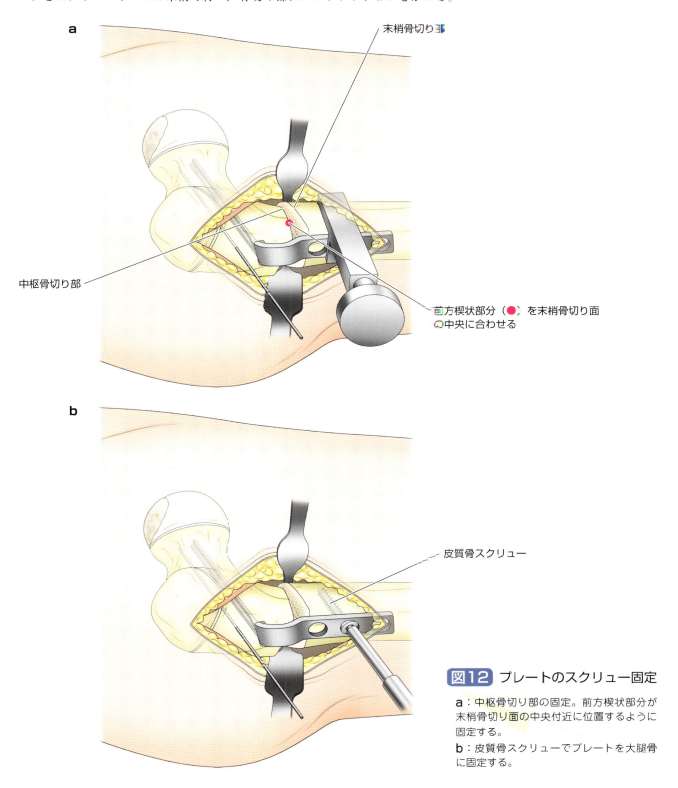

図12 プレートのスクリュー固定
a：中枢骨切り部の固定。前方楔状部分が末梢骨切り面の中央付近に位置するように固定する。
b：皮質骨スクリューでプレートを大腿骨に固定する。

7 術後処置，後療法とリハビリテーション

　ROWOによる治療効果は手術がすべてではなく，術後のcast固定の肢位，免荷装具が治療効果に大きく影響する．

　創部のドレッシング後，spica castにて固定するが，両側ともに大腿までの固定とする．Spica castにおける股関節の肢位は，30°屈曲，30°外旋，30°外転とする．この肢位を保つことにより大腿骨頭と寛骨臼内への求心性が保たれ，同時に壊死域に対するcontainmentの効果が得られる．同時に前方回転時に軟部組織の圧排より生じうる血行障害の予防に有効である．

　Castは通常5週程度装着し，その後castをはずして車椅子乗車を許可する．約2週の可動域訓練を行った後，外転位が保持できるように考案した腰部サポート付きのnon weight bearing abduction brace 図13 を装着し，歩行を開始する．外来通院にて月1回のX線撮影を行いながら経過を観察する．

　術後早期に壊死域の修復が生じるのが本手術の特徴の1つであるが，術後短期間では新生骨が観察されても骨に脆弱性があるので荷重は行わない．寛骨臼荷重部に対し大腿骨頭壊死域の修復が外側から1/2以上みられ，さらに荷重骨梁形成・骨切り部骨形成がみられた時点でブレースをはずして歩行とする．

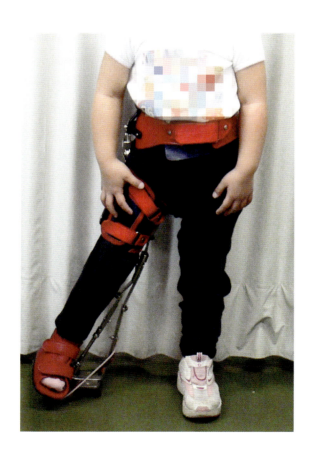

図13 腰部サポート付きnon weight bearing abduction brace装着

文献
1) Stulberg SD, Cooperman DR, Wallensten R. The natural history of Legg-Calve-Perthes disease. J Bone Joint Surg Am 1981；63：1095-108.
2) Herring JA, Kim HT, Browne R. Legg-Calve-Perthes disease. Part Ⅱ：Prospective multicenter study of the effect of treatment on outcome. J Bone Joint Surg Am 2004；86：2121-34.
3) Wiig O, Terjesen T, Svenningsen S. Prognostic factors and outcome of treatment in Perthes' disease：a prospective study of 368 patients with five-year follow-up. J Bone Joint Surg Br 2008；90：1364-71.
4) Kim HK, da Cunha AM, Browne R, et al. How much varus is optimal with proximal femoral osteotomy to preserve the femoral head in Legg-Calvé-Perthes disease？ J Bone Joint Surg Am 2011；16；93：341-7.
5) 渥美 敬, 黒木良克, 山野賢一, ほか. 広範囲壊死域を有する年長児ペルテス病に対する内反・屈曲骨切り術および大腿骨頭回転骨切り術の適応. 日小児整外会誌 1992；3：75-80.
6) 渥美 敬, 黒木良克, 山野賢一, ほか. 広範囲壊死域を有する年長児ペルテス病に対する内反屈曲骨切り術. 東日臨整外会誌 1992；4：536-9.
7) 渥美 敬, 黒木良克, 山野賢一, ほか. 広範囲壊死域を有するペルテス病に対する内反屈曲（回転）骨切り術：修復速度の検討. Hip Joint 1995；21：119-23.
8) 渥美 敬, 山野賢一, 村木 稔, ほか. 広範囲壊死域を有する年長児ペルテス病に対する内反屈曲回転骨切り術-術後X線像の検討-. 東日整災外会誌 1996；8：559-62.
9) Atsumi T, Yoshihara S. Rotational open wedge osteotomy in patients aged older than seven with Perthes' disease. A preliminary report. Arch Orthop Trauma Surg 2002；22：346-9.
10) 武村 康, 渥美 敬, 柁原俊久, ほか. 広範囲壊死域を有するペルテス病に対する内反回転骨切り術の術後経過. 日小児整外会誌 2006；15：84-8.
11) 渥美 敬. 広範囲壊死域を有するペルテス病に対するRotational Open Wedge Osteotomy（ROWO, 内反回転骨切り術）. Arthritis 2010；8（1）：68-73.
12) Atsumi T, Kuroki Y. Modified Sugioka's Osteotomy：more than 130 degrees posterior rotation for osteonecrrosis of the femoral head with large lesion. Clin Orthop Relat Res 1997；334：98-107.
13) 渥美 敬. 大腿骨頭高度後方回転骨切り術－開発・発展の変遷－. 日整会誌 2017；91：581-95.

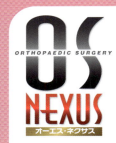

II. 下肢

発育性股関節形成不全に対する観血的整復術 広範囲展開法（田辺法）

旭川荘療育・医療センター　青木　清
旭川荘療育・医療センター　赤澤　啓史
旭川荘療育・医療センター　寺本亜留美

Introduction

　広範囲展開法（田辺法）は，田辺[1]がColonna関節包形成術の際に関節包を切開をすると求心性が改善することをヒントに考案し，1973年から開始し，1977年に報告した発育性股関節形成不全（脱臼）（以下DDH）に対する観血的整復術である。その後Akazawa[2]らはその良好な長期成績を，Itadera[3]は遺残性亜脱臼に対する成績を，Akazawa[4]は先天性多発性関節拘縮症に伴う股関節脱臼に対する有用性を，そしてMatsushita[5]はLudloff法と比較した成績を報告している。後方の癒着を解離しやすく，大腰筋腱の大腿骨前外側への移行なども行え，過去に発表された多くの観血的整復術の「良いとこ取り」ともいえる術式である。視野が広く，アプローチしやすいよい方法であるが，求心性の確認など，肝心なところは「十分に経験のある人について指導を受けるべき」[6]である。近年，最小侵襲手術の有用性が認識され，多くの整形外科手術がこの方向に向かっている。そのなかであえて最小侵襲とは対極の田辺法を選択する理由は，整復障害が多因子であり，すべてに対処する必要があると考えるからである。

　今までの文献[7~10]では右股のイラストが多かったが，今回は，実際に手術側となることの多い左股でのイラストを用いて，先人達の指導の際のメモをもとに，基本とコツ，迷ったときやうまくいかないときの対応策などを中心に述べる。

術前情報

●手術適応

　歩行開始後の1~3歳までが本法単独のよい適応である。

　DDHに対する治療は，現在行われている「無股関節脱臼国」を目指した取組み（生まれた日からげっぷをするときには開排位で抱っこする，健診にリスク因子を導入し，早期にエコーで状態を繰り返しチェックするなど）で，股関節脱臼が生じないようにすることが一番大切であり，診断後も，Riemenbügel法や牽引などにより非観血的に整復されることが望ましいのはいうまでもない。しかし，いくら健診の精度を上げても診断遅延例は存在するし，奇形性脱臼などいわゆるDDHとは異なる病態が考えられる難治例には手術が必要となる。

　術前には，2方向股関節造影[11]やMRI[12]にて整復障害因子の評価を行い，術前にある程度の障害因子を想定しておくと手術がスムーズにいく。3歳以上でも本法単独で安定した求心位が得られることもあるが，必ずtest of stability[13]を行い，必要であれば大腿骨あるいは骨盤骨切りを併用する。

●麻酔

　全身麻酔にて行う。術後疼痛管理に関しては，観血的整復術だけであれば，術後2~3日間にアセトアミノフェン坐薬を使用するくらいで落ち着くことが多い。骨切りを併用する場合には，術前に硬膜外ブ

手術進行

1. 皮切，展開
   - 皮切
   - 縫工筋と大腿筋膜張筋の筋間の展開
   - 大腿筋膜張筋－大腿筋膜の横切
   - 大腿直筋と深層血管の処置
   - 中・小殿筋の切離，関節包との癒着剥離
   - 短外旋筋群の剥離
   - 関節包内下方の展開
   - 大腰筋腱の切離
2. 関節包の切開
3. 臼蓋底の処置
   - 大腿骨頭靱帯の切離
   - 臼蓋底介在物の切除
   - 寛骨臼横靱帯の切離
   - 追加処置
4. 整復・求心性のチェック
5. 大腰筋腱の大腿骨前外側への移行
6. ギプス固定・ギプス巻き替え
7. 初期の後療法・経過観察

ロックのチューブを入れて術後硬膜外麻酔を併用する．仙骨硬膜外ブロックとアセトアミノフェンの静脈注射を併用するなどの選択肢もある。また，家族が判断するPCA法（patient controlled analgesia，自己調節鎮痛法）なども考慮する。

●手術体位

仰臥位で，アプローチしやすいように体を術者側に寄せて行う。後方のアプローチがやりにくければ，殿部をタオルなどで浮かすとよいが，皮下脂肪が多い時期なので，浮かさなくてもできることがほとんどである。

●術前準備

筋鉤は幅が狭く深いもの（当院では幅7mm長さ4cm）が3〜4本あると視野の確保がしやすい。モスキートケリー鉗子（小児用ケリー鉗子，当院では長さ16〜18cm程度で先端が少し鈍で先の方が緩やかに曲がっているものと強弯，さらに，先端が鋭なものと3種類使用している）やツッペル鉗子，そして，幅の狭いリウエル鉗子は軟部組織の展開・剥離や臼蓋底の処置に役立つ。

術後，体幹ギプス固定を行うためのギプス台 図1 は必須である。輸血は，本法単独では不要であるが，安全のために説明と同意書など，すぐに対応できる準備はしておく。

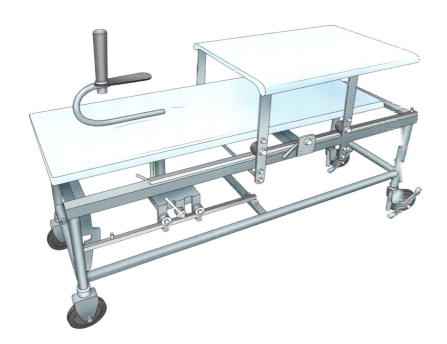

図1 ギプス台
肩〜頭を乗せるための台は体格に応じて上下にスライドできる。骨盤受けが小さいので，巻き終わった後，上方に引き抜くことができる。

❶ 解剖を学び，イメージトレーニングを繰り返し，丁寧に展開する。股関節が十分に内旋できるまで短外旋筋群を解離する。
❷ 関節包全周切開を行うことで周辺の癒着を十分に剥がし，臼蓋底の処置をする。臼蓋底内方の軟骨と大腿骨頭の軟骨が接するようにし，かつ，大腿骨頭を臼蓋で包み込む。
❸ 求心性と安定性を確認し，大腰筋腱を大腿骨前外側へ移行する。股関節屈曲・外転・内旋位のLange肢位でギプス固定を行う。

手術手技

1 皮切，展開

皮切

上前腸骨棘のやや近位，大転子の遠位まで，十分に露出しておく。上前腸骨棘の1.5～2横指遠位で，縫工筋の外縁から大転子に向けて，頭側凸の緩い弧状切開を用いる 図2 。大腿骨切り併用時は後方の皮切を少し遠位に 図2 ①，骨盤骨切り併用時はビキニ皮切になめらかに連続させるか 図2 ②，別皮切にすることで対応可能である。

皮下にエピネフリン入りキシロカインを注射する。豊富な皮下脂肪の鈍的剥離はしないで，10番の円刀で大腿筋膜まで一気に切る。前方の皮切は外側大腿皮神経を切らないよう浅めにしておく。

> **コツ＆注意 NEXUS view**
>
> エピネフリン入りキシロカインを使うと皮下の止血時間が短縮できる。
> 覆布をかける際，上前腸骨棘の少し上まで十分に露出しておかないと，皮切が遠位になり術野に外側広筋がでてくることがある。逆に，皮切が近位になると，中殿筋に切り込んでしまうことがある。出てくる可能性のあるそれ以外の筋肉は，より表層にある大腿筋膜張筋，あるいは，大殿筋なので，大腿骨を内・外旋させ大転子の位置を確認したり，上・下前腸骨棘を確認したりすることでオリエンテーションを再確認する。大腿筋膜張筋と大腿筋膜，そして大殿筋は同じ層なので，層や周囲の組織を確認することが大切である。

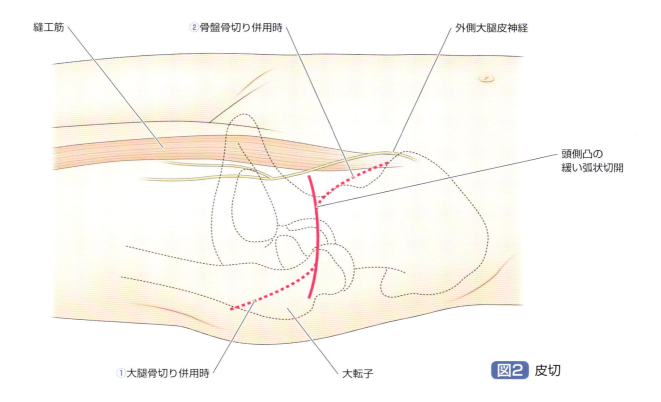

図2 皮切

縫工筋と大腿筋膜張筋の筋間の展開

　縫工筋と大腿筋膜張筋の筋間を，近位に上前腸骨棘まで，遠位はできる限り，モスキートケリー鉗子を使って鈍的に剥離する 図3 。外側大腿皮神経を確認するのが原則であるが，保護することが目的なので，たとえ確認できなくても，あまり時間をかけることなく縫工筋ごと筋鉤で内側に引き展開を進めてよい。遠位のほうが筋間を確認しやすいので，遠位から表層の薄い膜を切り，モスキートケリー鉗子で剥離すると各筋が明らかになってくる。

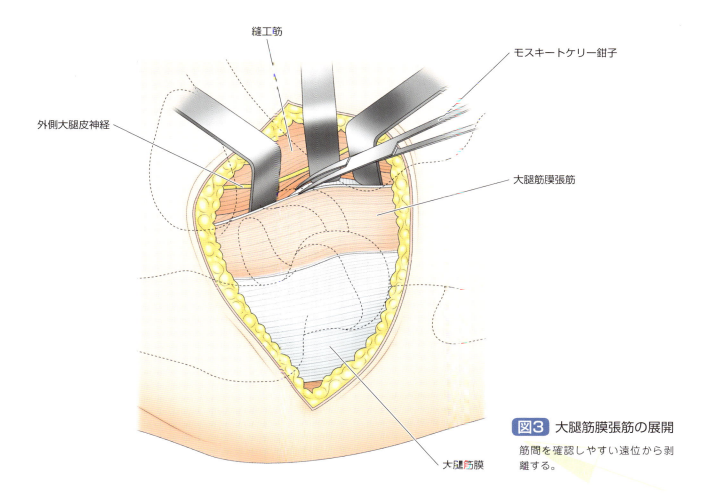

図3 大腿筋膜張筋の展開

筋間を確認しやすい遠位から剥離する。

大腿筋膜張筋－大腿筋膜の横切

大腿筋膜を後方まで展開し確認する。大腿筋膜張筋の後方で，白く厚みのある大腿筋膜に15番の円刀にて小さい穴を開けて，その両端をコッヘル鉗子などで持ち上げながら大腿筋膜の裏側もしっかり剥離したうえで，Mayo剪刀でより後方に向かって横切していく 図4a 。

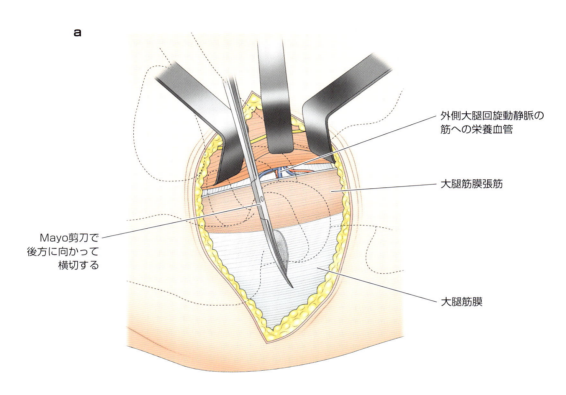

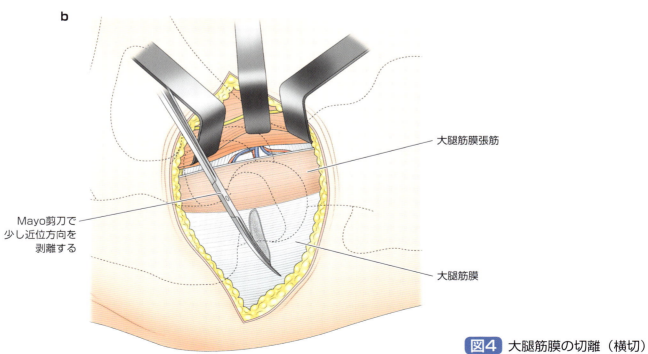

図4 大腿筋膜の切離（横切）

切開が大殿筋に入ったら，筋線維の走行に沿って少し近位方向に向かい 図4b，筋膜はMayo剪刀で，筋肉は指で少し割いておく．目安は，大転子後方まで指が十分入ることである．大殿筋を切ると出血するので，明らかな出血源を確認し，止血したうえでガーゼパッキングをしておく．坐骨神経が近くにいることを意識し，電気メスの使用は最小限にする．

縫工筋と大腿筋膜張筋の間から大腿筋膜張筋の裏面に進入し，横切した大腿筋膜に向かって剥離を進める．大腿筋膜張筋の裏面には筋への栄養動脈があるので，モスキートケリー鉗子を慎重に使用し，近位，遠位も十分に剥離しておくと後の展開が楽になる．エレバトリウムを下面に入れ，大腿筋膜張筋を電気メスで横切する 図5．

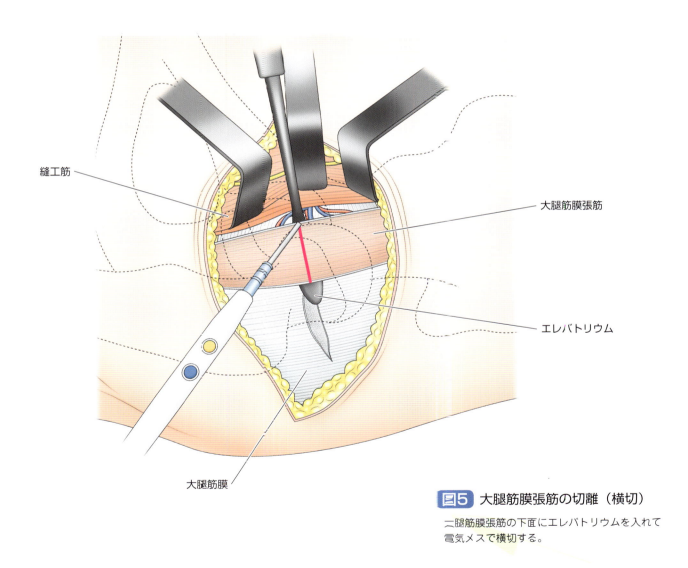

図5 大腿筋膜張筋の切離（横切）
大腿筋膜張筋の下面にエレバトリウムを入れて電気メスで横切する．

大腿直筋と深層血管の処置

　田辺は，視野拡大のために大腿直筋を下前腸骨棘の起始部から一時的に切離するとしていたが，第1助手に筋鉤の先を効かせて引いてもらえば展開できる．高位脱臼の場合は，大腿直筋を切離しないと整復できない．

　大腿直筋の深層から外側に向けて，中殿筋，大腿筋膜張筋，中間広筋への栄養動脈が枝を出すので，太い血管は2-0，細いものは3-0絹糸などでそれぞれ結紮，切離する．細い血管はつまんで凝固してもよいが，本幹は，大腿直筋の筋膜を縦切し筋腹を内側によけ，さらに血管に切り込まないように注意しながら表面をおおっている膜を切って内側まで展開し，結紮する 図6 。血管は薄い膜に覆われているため，同定しにくい場合があるが，この薄い膜を切ると見つけやすい．本幹を結紮すると出血が減るとともに，その後の展開が安全に行える．

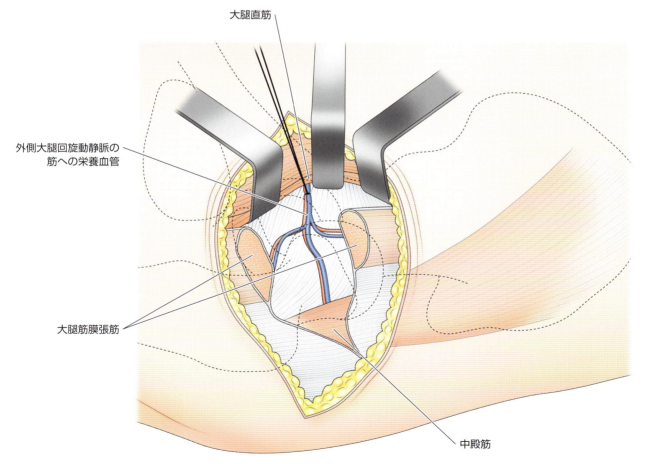

図6 大腿直筋と深層血管の処置

外側大腿回旋動静脈の筋への栄養血管の中枢側を結紮する．末梢側は焼灼してもよい．

中・小殿筋の切離，関節包との癒着剥離

外後方の展開のため，中・小殿筋を大転子付着部から一時的に切離する 図7 。中殿筋の腱様部には絹糸をかけてコッヘル鉗子でつまんでおき，途中の展開と後の縫合に備える。

次に，Mayo剪刀やモスキートケリー鉗子を用いて，中・小殿筋と関節包との癒着を近位に向かって寛骨臼縁まで剥離する 図8 。高位脱臼の場合は，腸骨翼まで剥離する必要はない。関節唇ぎりぎりで関節包を切離するために，寛骨臼縁を指先で確認し近位まで十分に剥離する。癒着が強い場合は出血しやすいので，適宜止血しながら素早く展開する。

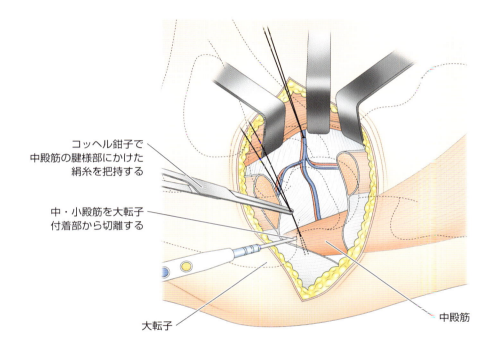

図7 中殿筋の切離

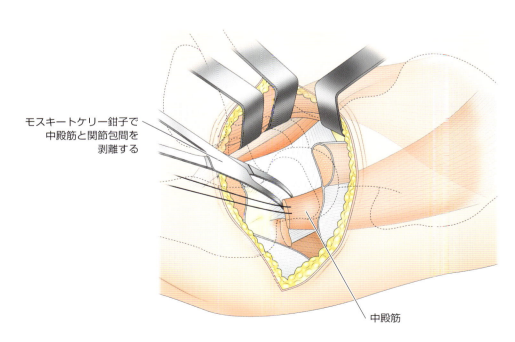

図8 中・小殿筋と関節包間の剥離

短外旋筋群の剥離

　短外旋筋群を緊張させるため大腿骨を内旋し，モスキートケリー鉗子を用いて転子窩で骨に接するように付着する短外旋筋の腱を坐骨神経や血管を意識して縦方向にすくって引っかけ，大腿骨が十分に内旋できるまで短外旋筋群（多くは梨状筋のみ）を直視下に剥離する 図9 。梨状筋以外の短外旋筋群の処置はほとんどの場合必要ないが，つっぱる部分のみモスキートケリー鉗子ですくって切る。

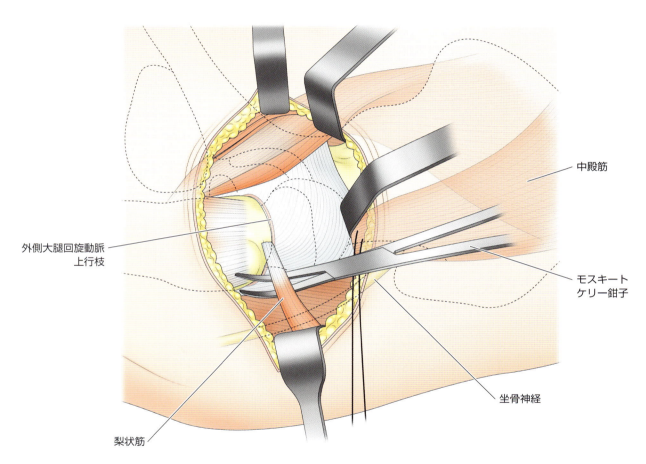

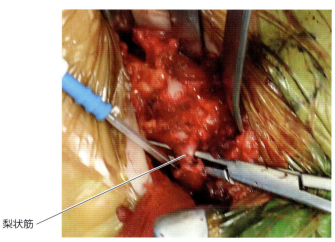

図9 梨状筋の剥離

坐骨神経や血管を意識しながら，大腿骨が十分に内旋できるまで梨状筋を剥離する。

関節包内下方の展開

外側・中間・内側広筋の上縁に沿って，これら広筋の表面の筋膜を外上方から内下方へ切開する．広筋の上縁には頚部の前面を内下方から外上方へ走行する外側大腿回旋動脈を認めるので，損傷しないように注意する．大腿骨内側に向かって関節包前面の剥離を進め小転子に達する．あぐら肢位で小転子と近位の腸骨筋を確認し，腸骨筋と関節包との間の剥離を近位に向かって寛骨臼縁まで進める 図10 ．この剥離を寛骨臼の下縁から上縁までしっかり行うと，関節包切開後の追加剥離を最小限にできる．

> **コツ&注意 NEXUS view**
>
> 腸骨筋と関節包との間の剥離を近位に向かって寛骨臼縁まで進める際，腸骨筋の外縁に存在する関節包の中央部を縦走する血管を確認でき，その内側にある腸骨筋の表面のとても薄い筋膜を15番の円刀で切ると筋の縁が分かりやすくなり剥離しやすい．
> 2歳までの児では，この腸骨筋の関節包部筋層はとても薄く，少しでも赤みを感じれば筋層が残っていると考え，できるだけ剥離して関節包表面をきれいに露呈する．ここの展開が足りないと，関節包を内側に切開したときに出血する．

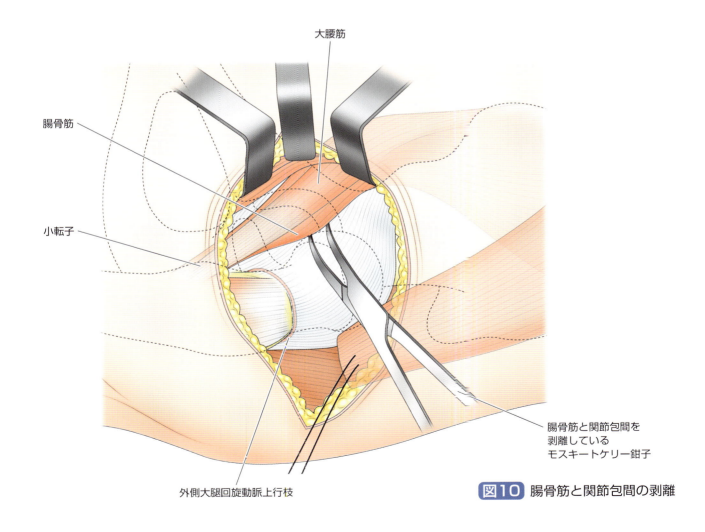

図10 腸骨筋と関節包間の剥離

大腰筋腱の切離

　大腰筋腱の大腿骨前外側への移行に備えて大腰筋腱のみを切離するが，腱様部は筋肉にカバーされていて触れにくい．指でコリコリする腱を触れて，その上の腸腰筋の筋膜を出血しないように縦切し，できるだけ近位まで腱を露出しておく 図11 ．近位の展開が十分でないと，後に腱移行する際，大腿骨外側まで十分に大腰筋腱を引き出せない．

　1号絹糸を用いてBunnell法でしっかり2～3箇所かける．2箇所目をかける際に1本目の絹糸を角針で切ってしまうことがあるので，小さめの（1cmくらい）の丸針を使用している．求心位を保つ初期の力源として重要であるのでこの操作は慎重にしたい．直視下に大腰筋腱をみながら，切離，翻転しておく．関節包切開の前に大腰筋腱と同定できることが望ましいが，難しければ，関節を開けてからのほうが同定はしやすい．

> **トラブル NEXUS view**
>
> 　関節包前方，外側の腸骨大腿靱帯と内側の恥骨大腿靱帯のスペースに滑液包開口部（opening for bursa）といって腸骨筋の腱下包（psoas bursa）となりうる滑膜性の袋が関節包から脱出する場所があるので[14]，関節包の展開の際に，関節包を破ってしまうことがある．開いたことは，関節液がでてくるのですぐに分かる．一度開いてしまうと展開はしにくくなるが，癒着している筋肉はみやすくなるので落ち着いて展開を続ける．

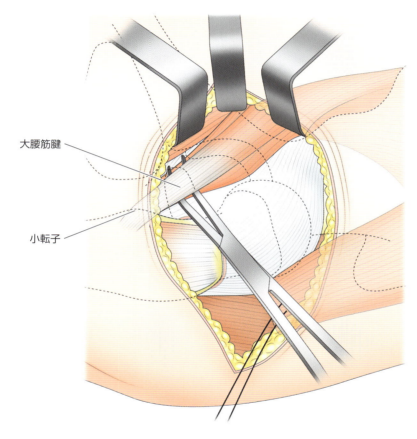

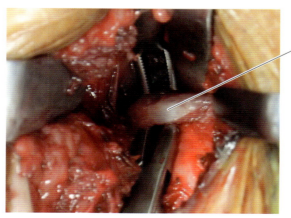

図11 大腰筋腱の露出

2 関節包の切開

　脱臼の程度で，大腿骨頭と臼蓋底の位置関係はさまざまであるので，大腿骨頭を内外旋して骨頭と寛骨臼縁を指でしっかり確認する。大腿骨頭軟骨に切り込まないよう少し屈曲位で長軸方向に圧をかけ，大腿骨頭を後方に移動させたうえで，かなり厚くなっている上方関節包をメスで切開する 図12 。特に，遺残性亜脱臼の場合，大腿骨頭軟骨や前方関節唇に切り込んでしまう可能性があるので，関節包に糸をかに持ち上げて切るなど慎重に切開操作を進めていく。

　内側への切開はどうしても内下方に向かいがちであり，余剰の前方関節包が残っていると整復時に介在する原因となる。1～2cm切開すると関節内の様子が観察できるので，大腿骨頭靱帯や関節唇を確認したうえで，Mayo剪刀で真っ直ぐ内側に切り込む。内下方に切開を続ける際には，腸骨筋を筋鈎2～3本でしっかり引いて寛骨臼縁と関節唇を確認し，関節唇には切り込まないように，そして，できるだけ関節唇近くぎりぎりで切開する。この時点で，しっかりと展開ができていると追加の剥離が不要となる。

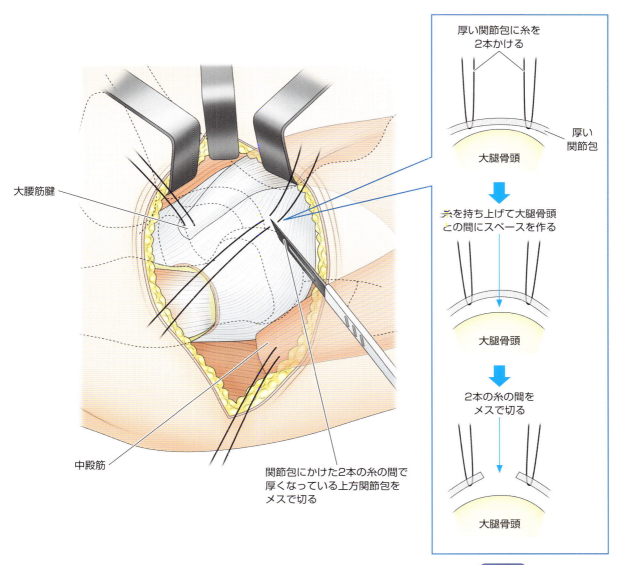

図12 上方関節包の切開

外側関節包は，上方関節包切開部から連続させてMayo剪刀で直視可能な範囲を切開する。この時点で上方関節唇，大腿骨頭靭帯，大腿骨頭の一部が直視できるようになる 図13a 。大腿骨頭靭帯の骨頭側を，取り残しがないように尖刃で切離する。後下方の関節包は切離した端から関節包のみを，関節包表面に癒着している軟部組織はモスキートケリー鉗子で剥離する。坐骨神経をひっかけないように，関節外から関節内の方向へ関節包に沿わせて先端の鋭なモスキートケリー鉗子で1～2cmずつすくいながら切離し，関節包の切離を完成する。

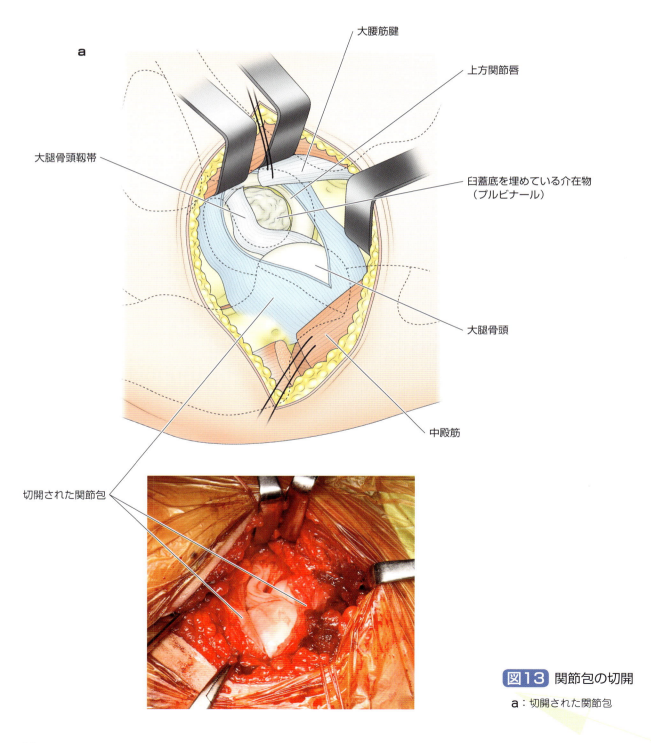

図13 関節包の切開
a：切開された関節包

発育性股関節形成不全に対する観血的整復術　広範囲展開法（田辺法）

> **コツ&注意　NEXUS view**
>
> 　関節軟骨が空気にさらされる時間をできるだけ短くすることが望ましいので，関節包切開前に周囲の剥離を十分にしておく．切開後は，大腿骨頭が乾燥しないように生食ガーゼで覆っておくことを忘れてはならない 図13b．
> 　この時点で容易に整復されない場合には，全周切開（特に後方）が完成していない可能性があるので確認する．関節包，特に前下方の取り残しがある場合はコッヘル鉗子で関節包を引っ張りながら，骨頭整復時に関節包の一部が介在しないよう関節包の追加切除を必ず行う 図13c，図13d．

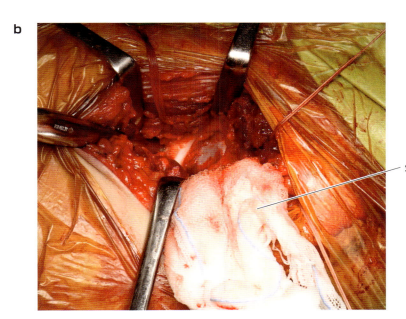

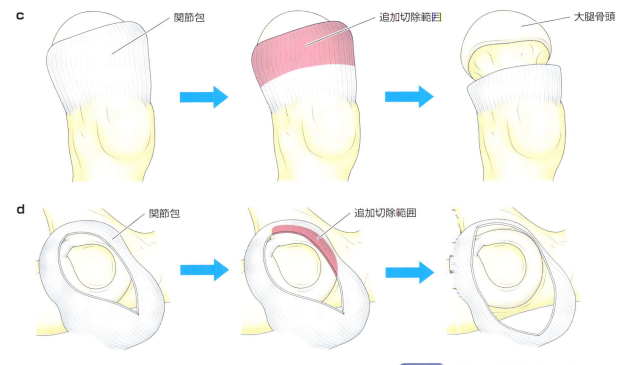

図13 関節包の切開（つづき）

b：生食ガーゼで覆われた大腿骨頭
c，d：関節包の追加切除（c 大腿骨側，d 寛骨臼側）

143

3 臼蓋底の処置

大腿骨頭靱帯の切離

大腿骨頭靱帯の臼蓋底側を，Mayo剪刀で切離する 図14 。このとき閉鎖動脈の寛骨臼枝からの出血に対しては，神経が近いことを考慮し，電気メスはなるべく使わずに圧迫して止血する。

臼蓋底介在物の切除

膜様介在物やプルビナールなどの臼蓋底介在物をリウエル鉗子や髄核鉗子などでつまんで切除する。さらに，ツッペルガーゼなどを用いて，臼蓋底の軟骨面をきれいにする。

寛骨臼横靱帯の切離

寛骨臼横靱帯を切離するが，近くに神経や血管が走行しているので，臼蓋底内外から展開し，安全に切離を行う 図15 。寛骨臼横靱帯を切離するだけで関節唇全体が広がるが 図16 ，内反している関節唇を指やツッペルガーゼで優しくおこすと臼蓋底の容積はさらに大きくなる。

> **コツ&注意 NEXUS view**
> 関節唇上方の切除や関節唇への放射線状の割入れは行わないことが原則であり，このことは，今までのさまざまな観血的整復術から学んだ教訓である[15]。

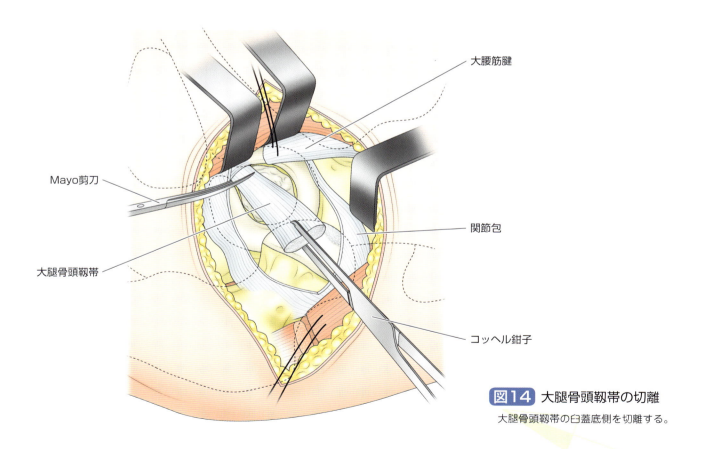

図14 大腿骨頭靱帯の切離
大腿骨頭靱帯の臼蓋底側を切離する。

発育性股関節形成不全に対する観血的整復術　広範囲展開法（田辺法）

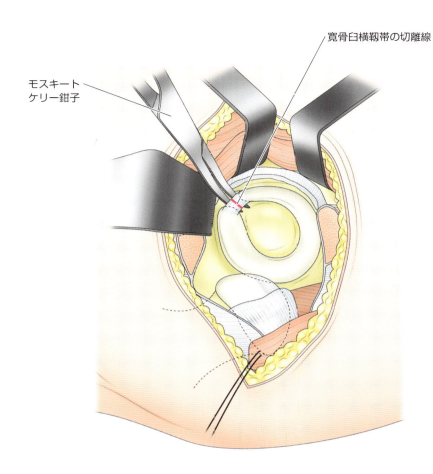

モスキート
ケリー鉗子

寛骨臼横靱帯の切離線

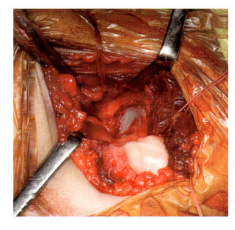

図15　寛骨臼横靱帯の切離

容積がさらに大きくなった臼蓋底

関節包

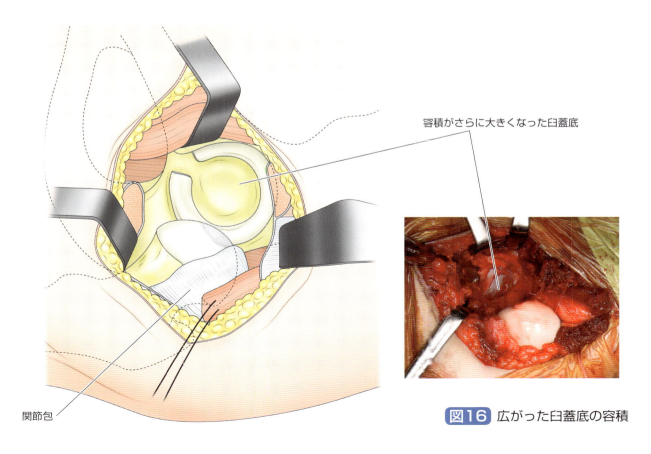

図16　広がった臼蓋底の容積

145

追加処置

寛骨臼の容積が足らないときには，寛骨臼横靱帯切除と，それに続く前下方の内反した硬い関節唇の追加切除を行う[16]．さらに，前下方の臼蓋底の軟骨が突出している場合には，「できるだけ丸い臼蓋で包み込む」イメージで突出部を薄く削ることもある．

> **コツ&注意 NEXUS view**
>
> 術中には，いくつか出血しやすいポイントがある．
> ①大腿筋膜までの豊富な皮下脂肪からの出血，
> ②大腿直筋の下から各筋を栄養する血管の処置，
> ③中・小殿筋の大転子付着部での切離，
> ④中・小殿筋と関節包との間の癒着剥離，
> ⑤関節包からの出血，
> ⑥寛骨臼横靱帯切離と臼蓋底介在物切除による閉鎖動脈寛骨臼枝の処置，
> などであり，これらを丁寧に確実に行うことが大切である．
> 　大腿骨頭靱帯を臼蓋底部で切離する際に出血するので圧迫止血するが，追加切除すると再び出血する可能性がある．最初に，追加切除が要らない所まで切り，落ち着いて止血してから，臼蓋底介在物の切除に移る．
> 　将来の巨大骨頭を極力予防するため，関節唇の追加切除は最小限にとどめる．

4 整復・求心性のチェック

大腿骨側の余剰の関節包が介在しないように付着部から1cmくらい残して切除し 図13c ，大腿骨頭を整復する．これだけ関節包を切除すると，関節が大きく開いたままになるのが心配になるが，整復してみると足らないよりは余ることが多い．ここで，整復されない場合や整復されても後ろに牽引される力を手指に感じるときには，大腿骨周辺，特に後方を指で触りながら，①関節包全周切開が完成しているか，②短外旋筋群の解離は十分か，③中・小殿筋の付着部は切れているか，④中殿筋周辺の癒着の解離は十分か，⑤大腰筋腱の切離を忘れていないかなどを確かめる．

臼蓋底内方の軟骨と大腿骨頭の軟骨が接していることは，ほぼ直視下に確認できるので，やり残している軟部組織の処置をもう一度確認する．この作業を怠ると，いくら展開しても不十分な求心位しか得られない．

整復させ，再脱臼させるときに吸感性（スポッという感じ）があると安心する．股関節内転角度が何度くらいで脱臼するか，内旋をどのくらい減じていくと脱臼するかなど，test of stabilityで安定性を確認する．最大内旋ではなく，脱臼はせず安定している内旋位（内外旋のsafe zone）をここで確認し，ギプス固定後に生じやすい内旋拘縮をできるだけ最小限にするよう努める．

1～3歳であれば，骨切りが必要と判断するような不安定性を残すことはほとんどないし，そのような場合は，もう一度，突っ張っている組織はないか，関節包や関節唇が介在していないか，などを確認する．

股関節屈曲（15～20°）・外転（20～30°）・内旋（大腿骨の前捻に合わせるが多くは50～60°ぐらい）位でX線チェックを行う．骨盤が傾きやすいので，反対側も同じ肢位で用手的にカウンターをかけ，できるだけ傾いていない状態での評価を行う．求心性の評価は，大腿骨頭がY軟骨線より下で，臼蓋底に十分近いことが重要であり，守屋の指標が参考になる[17]．

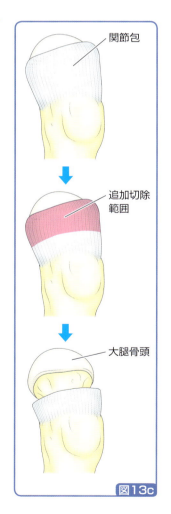

図13c

発育性股関節形成不全に対する観血的整復術　広範囲展開法（田辺法）

　求心性が十分でないと判断すれば，もう一度，解離が足りないところがないか，介在物はないかを確認する。そして，この時点で行っていなければ，寛骨臼横靱帯切除と，前下方の内反した硬い関節唇の追加切除を行い，大腿骨頭の内方化にとことんこだわる。このX線チェックが甘ければ，中・長期的な寛骨臼形成は期待できないので，妥協は許されない 図17 ， 図18 。

> **トラブル** NEXUS view
> 股関節を外転しすぎると大転子と骨盤が当たり，大腿骨頭が閉鎖孔へ脱臼する可能性があるので，極端な外転位は避ける。

> **コツ&注意** NEXUS view
> 関節包全周切開後に縫縮は行わず，整復位での新しい関節を形成していくことが基本であるが，関節弛緩が著明な症例で適度な拘縮を期待する場合は，可能な範囲で関節包を縫うこともできる。

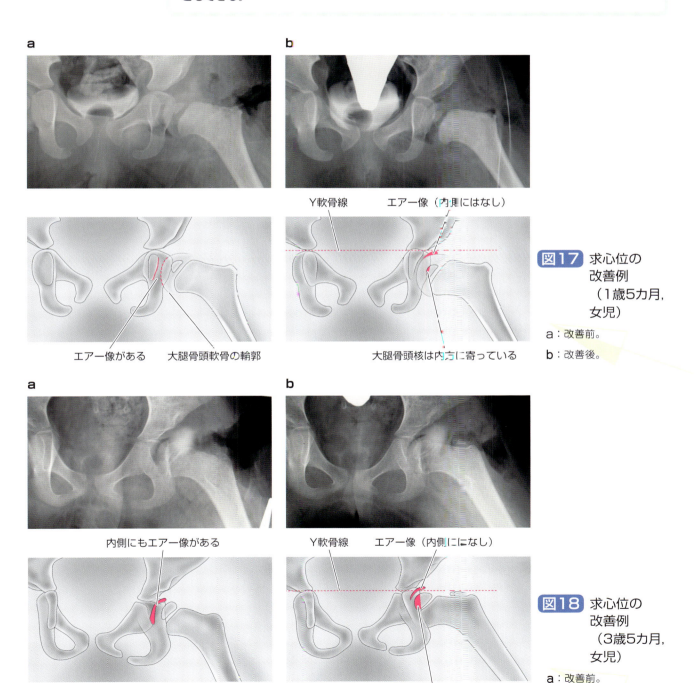

図17 求心位の改善例（1歳5カ月，女児）
a：改善前。
b：改善後。

図18 求心位の改善例（3歳5カ月，女児）
a：改善前。
b：改善後。

5 大腰筋腱の大腿骨前外側への移行

　求心位を維持するために非常に重要であり，確実に行う必要がある．近位まで展開して2本の絹糸をかけておいた大腰筋腱をしっかり外側にひっぱり出し，1本に牽引をかけながら，もう1本を外側広筋の筋膜などある程度しっかりとした組織に縫着する（図19）。中殿筋を大転子に再縫着する際に，腱様部はしっかりと縫い，たるむ場合は，やや遠位に縫うことで緊張させる．

　大殿筋の表面，大腿筋膜，大腿筋膜張筋を縫合する．皮下縫合の後，ステリ・テープを使用する．

> **コツ&注意　NEXUS view**
>
> 大腰筋腱の緊張は強く，糸をかけていないと術野より近位にいってしまい，移行はできなくなる．糸が1本切れたら，必ずもう1本かけなおし，力源を確保したい．

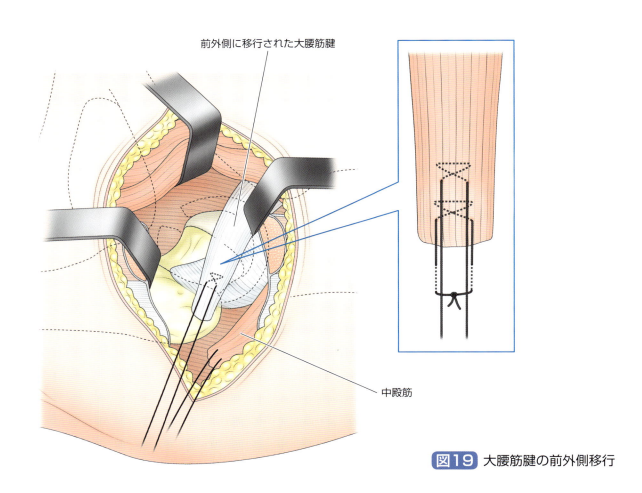

図19　大腰筋腱の前外側移行

6 ギプス固定・ギプス巻き替え

術中に求心位を確認したLange肢位でsemi-double hip spica（＝one and half spica）とする 図20b 。原法はsingleであるが，プラスチックギプスは石膏ギプスと違いフィットしにくいためsemi-doubleにしている。抱っこするときは，両大腿部を持てばよいので，singleよりsemi-doubleが安定し安心である。殿部周辺のギプスに，透明のフィルムや薄い吸収性パッドを貼って防水対策を施す。手術台からギプス台への移動は4名以上で慎重に行う。ギプス巻きのときは，一人が患肢と骨盤を保持し，もう一人が反対側を同じ肢位でカウンターをかけて骨盤を安定させるとともに，ギプス台から落下しないように両肩を別のスタッフが下方に支える 図20a 。

手術台に戻った後，X線チェックを行って位置と外転角度を最終確認する。ギプス巻きの間に，求心位が悪くなっている可能性があるので，器械は清潔に保ったままにする。

当院では，術後2～3週で全身麻酔下にギプス巻き替えを行うが，これは術直後のギプス汚染や殿部の皮膚トラブルのケア，骨頭回旋位の微調整など全身麻酔のリスクを上回る大切な対応だと考えている。ギプス巻き替えのときも，手術台からギプス台への移動は慎重に行い，X線チェックは正面像のみ撮影する。術直後に内側で接触していた面がやや上方に移動するように，巻き替え時は股関節外転を，ほんの気持ち緩める。

> **トラブル** NEXUS view
>
> ギプス台から落下する可能性があるので，常に安全を確認し慎重に行う。術後2～3週で安定性を確認するために行うX線チェックは正面像のみとし，ラウエンシュタイン撮影や開排位は，外旋方向へのストレスが加わり脱臼する可能性があるので決して行わない。

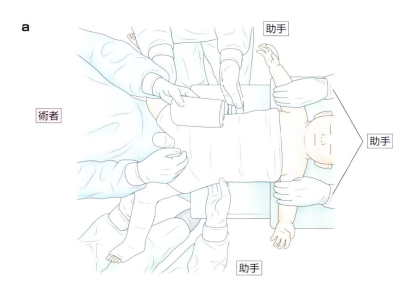

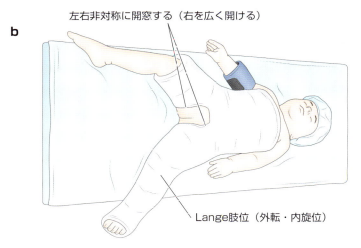

図20 ギプス固定
a：ギプス巻き
b：semi-double hip spica。

7 初期の後療法・経過観察

　術中・術後には，出血量や尿量を計測し，必要に応じて採血を行う。キャスト症候群（体幹ギプスの上縁で脊椎が過伸展し，上腸間膜動脈と脊椎の間で十二指腸がはさまることによる急速な嘔気や嘔吐を初発症状とする症候群）を予防するため，体を反らせないようにタオルを背部から頸部に厚めに敷くなど注意する。

　手術当日は，横抱きまでとして，熱や痛みが落ち着いてから，縦抱きを許可する。抱っこするときには，両脇を持って引き上げるとギプスの重みでギプスから上半身が抜けるような力が働き求心位が損なわれる可能性があることを説明し，必ず，背部とギプス，そして殿部とギプスを一緒に持つように指導する。また，腹臥位で背中に空気を入れることは皮膚トラブルを避けるためにはよいが，ハイハイをしようとするとギプスはその場に残り，両脇抱っこと同じように，ギプスから上半身が抜ける力が働き求心位が損なわれる可能性があるので，慎重にすべきである。

　術後8週で，ギプス除去とする。黒田・三谷ら[18]は6週で除去としているが，著者らは原法通り8週としている。

　ギプス除去後は，股関節や膝関節の動きが改善するまでの間，大腿骨萎縮もあり，無理な肢位や転倒で，大腿骨骨折（特に膝近く）が起こることがあるので，注意が必要である。移動時など，ギプスをシャーレとして使用し少しずつ動かしていくやり方もあるが，内旋歩行や拘縮が長く続く可能性もあるので，患児に任せてしっかり動かすようサポートしていくことが大切である。

　ギプス除去後1〜2カ月でX線チェックや可動域評価を行い，骨成長終了まで，最初は毎年，落ち着いてきたら，2〜3年に1度，外来受診を続ける。

　5歳頃に臼蓋形成が悪い場合，股関節造影で軟骨性臼蓋角（$α'$角）が11.6°以上のものには，Salter骨盤骨切り術を考慮する[19]。

　就学前の補正手術の適応に関しては，MRIでの評価に移行しつつある。広範囲展開法（田辺法）の長期成績は比較的良好である[20]が，良好な股関節形態に成長するには10年以上要する[21]ことも報告されており，将来的に痛みが出たり変形性股関節症になったりする可能性について説明し，慎重な長期経過観察を行う。

文献

1) 田辺剛造, 国定寛之, 三宅良昌. 先天股脱－観血的整復の際の1つの試み. 日整会誌 1977；51：503-11.
2) Akazawa H, Tanabe G, Miyake Y. A new open reduction treatment for congenital hip dislocation：long-term follow-up of the extensive anterolateral approach. Acta Med Okayama 1990；44：p.223-31.
3) Itadera E, Miyake Y, Nakatsuka Y, et al. Long-term results of open reduction for residual subluxation in congenital dislocation of the hip：A new open reduction method involving 360°circumferential capsulotomy. J Orthop Sci 1996；1：252-8.
4) Akazawa H, Oda K, Mitani S, et al. Surgical management of hip dislocation in children with arthrogryposis multiplex congenita. J Bone Joint Surg Br 1998；80：636-40.
5) Matsushita T, Miyake Y, Akazawa H, et al. Open reduction for congenital dislocation of the hip：comparison of the long-term results of the wide exposure method and Ludloff's method. J Orthop Sci 1999；4：333-41.
6) 田辺剛造. 先天性股関節脱臼－観血的整復術について－. 医事新報 1980；2927：15-20.
7) 三宅良昌. 先天股脱-広汎囲展開法による観血的整復術. 愛媛医学 1984；3：555-63
8) 田辺剛造, 国定寛之, 赤澤啓史. 先天股脱観血的整復術. 臨整外 1987；22：738-50.
9) 三宅良昌, 赤澤啓史, 永澤 大, ほか. 先天股脱に対する広範囲展開法－関節包全周切離術－. 関節外科 1999；18：82-6.
10) 赤澤啓史, 青木 清. 先天股脱の観血的整復術（広範囲展開法）. 岩本幸英編. 新OS NOW No.11 股関節疾患（小児・成人）の手術療法. 東京：メジカルビュー社；2001. p8-14.
11) Mitani S, Nakatsuka Y, Akazawa H, et al. Treatment of developmental dislocation of the hip in children after walking age. Indications from two-directional arthrography. J Bone Joint Surg Br 1997；79：710-8.
12) Aoki K, Mitani S, Asaumi K, et al. Utility of MRI in detecting obstacles to reduction in developmental dysplasia of the hip：comparison with two-directional arthrography and correlation with intraoperative findings. J Orthop Sci 1999；4：255-63.
13) Zadeh HG, Catterall A, Hashemi-Nejad A, et al. Test of stability as an aid to decide the need for osteotomy in association with open reduction in developmental dysplasia of the hip. J Bone Joint Surg Br 2000；82：17-27.
14) Snell S. スネル臨床解剖学. メディカル・サイエンス・インターナショナル：1983. 466-70.
15) Imatani J, Miyake Y, Nakatsuka Y, et al. Coxa magna after open reduction for revelopmental dislocation of the hip. J Pediatr Orthop 1995；15：337-41.
16) 遠藤裕介, 三谷 茂, 赤澤啓史. 広範囲展開法（田辺法）①－基本的な考え方－. 先天性股関節脱臼の診断と治療. 東京：メジカルビュー社；2014. p94-109.
17) 守屋有二. 先天性股関節脱臼に対する観血的整復術直後の求心性の評価. 中部整災誌 1995；38：573-9.
18) 黒田崇之, 三谷 茂, 久保俊一. 小児広範囲展開法. 久保俊一編. 股関節学. 京都：金芳堂；2014. p457-66.
19) 小坂義樹. 先天性股関節脱臼 保存的治療で経過が順調でなかった症例の股関節造影所見. 岡山医会誌 1987；99：1421-38.
20) 赤澤啓史, 青木 清, 小田 浤, ほか. 先天股脱に対する治療体系と成績：岡山大学関連施設において. 日小外会誌 2008；17：319-23.
21) Ikegami K, Nakatsuka Y, Akazawa H, et al. Deformity of the proximal end of the femur following open reduction for developmental dislocation of the hip. Acta Med Okayama 1997；51：39-44.

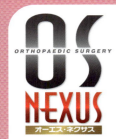

II. 下肢

遺残性亜脱臼に対する Salter骨盤骨切り術変法

佐賀整肢学園こども発達医療センター整形外科　和田　晃房

Introduction

発育性股関節形成不全脱臼例では，脱臼が整復されれば多くの症例で寛骨臼形成不全は成長とともに改善する。しかし，整復の時期や方法，寛骨臼形成不全の程度，年齢，個人差などにより，亜脱臼が遺残することがある。脱臼整復後1年以上経過しても大腿骨頭の求心性が不良で，寛骨臼の被覆が不十分な状態が遺残性亜脱臼である。

遺残性亜脱臼に対する手術方法は，Salter骨盤骨切り術[1]が最も一般的である。著者は従来法を改変して，①4cmの小皮切，②骨盤長を長くしないために骨切り線を近位に1/3切り上げた後に遠位方向へ向きを変える「へ」の字型の切骨，③安定性向上のための上下骨片の2点接触，④自家骨採骨部の腸骨翼の変形を避けるために，βTCP製人工骨移植によるSalter骨盤骨切り変法 図1 を2012年より導入している。

手術時間は40〜60分で，術中出血量は50mL程度である。

術前情報

●手術適応

遺残性亜脱臼の多くは幼児期に改善するが，改善せずに十分な寛骨臼の修復が得られない症例がSalter骨盤骨切り術の適応となる。就学などの社会的事情を考慮して小学校入学前の4〜6歳で行うのが適している。股関節単純X線正面像で，臼蓋角30°以上，center-edge angle（CE角）5°以下を手術適応としている。

股関節造影検査で造影剤の内側の貯留が著しい，寛骨臼〜骨頭までの距離が大きいなど，関節内介在物により整復が著しく妨げられている症例では，観血的脱臼整復術を併用するが，術後の大腿骨頭の過成長，外反股，過大前捻などの骨頭変形を考慮すると，その適応症例は少ない。重度の大腿骨頭変形があれば，大腿骨近位部で減捻内反骨切り術や回転骨切り術を併用することがある[2]。

●禁忌

脳性麻痺や二分脊椎などの寛骨臼後方の欠損が大きい症例では，Salter骨盤骨切り術で遠位骨片を前外側に引き出せば，寛骨臼後捻により後方欠損が増強されるので，著者はSalter骨盤骨切り術を行わず，寛骨臼後壁を被覆させる骨盤骨切り術を行っている[3,4]。

●麻酔

全身麻酔で行う。術中術後の疼痛コントロールに硬膜外麻酔の併用が有効である。また，低血圧麻酔により術中出血を少なくすれば，術野を展開しやすく手術時間の短縮につながるが，低血圧麻酔下でも術後出血を少なくするうえで，術中の丁寧な止血が必要である。

手術進行

1. 皮切，展開
   ・皮切
   ・展開
2. 腸骨の展開
   ・腸骨外板の展開
   ・腸骨内板の展開
3. 骨切りと遠位骨片の移動
   ・骨切り
   ・遠位骨片の移動
4. 内固定と人工骨移植
   ・内固定
   ・骨移植
5. 創閉鎖と外固定
   ・創閉鎖
   ・外固定

●手術体位

半側臥位で体位固定し，手術台を適宜左右に傾けて手術を行う。術者は患者の後方に立ち，手術を行う。イメージ透視装置を術者の反対側より入れて手術部位を透視できることを確認する。モニターも術者と反対側の頭側に設置する。

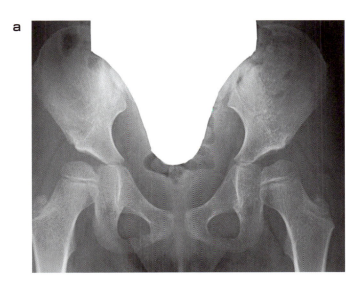

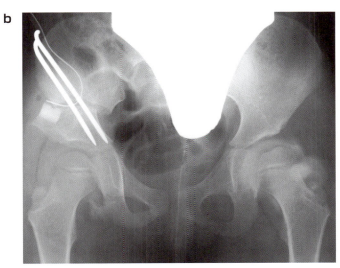

図1 Salter骨盤骨切り変法の適応例

4歳2カ月，女児。両股関節脱臼に対し，牽引治療を併用した徒手整復後の遺残性亜脱臼。
a：術前単純X線像。
b：術後単純X線像。2.4mm径のK-wire 2本で固定し，βTCP製人工骨を移植した。

❶腸骨外板と内板の剥離を骨膜下に行い，栄養血管を凝固止血し，Salter無名骨鈎（ミズホ社）を大坐骨切痕に挿入する。
❷Gigli鋸を内口から挿入したSalter無名骨鈎の上を沿わせて外口へ通し，Gigli鋸で近位方向へ1/3切り上げ，残りの2/3を遠位方向へ向きを変えて「へ」の字型に切骨する。
❸股・膝関節を屈曲・外転・外旋させ，遠位骨片を前外側に移動し，2点接触させる。腸骨稜より遠位骨片へ，2.0〜2.4mm径のK-wireを2〜3本刺入して固定する。生じた間隙に，三角形に採型したβTCP製人工骨を移植する。

手術手技

1 皮切，展開

皮切

　皮切は原法はSmith-Petersen法であるが，著者は腸骨稜の外側で，上前腸骨棘より3cm近位から1cm遠位までの4cmの小切開で行っている 図2a 。

　外側大腿皮神経の同定は必ずしも必要ではないが，外側大腿皮神経を損傷しないよう注意が必要である。外側大腿皮神経は通常，上前腸骨棘より1〜2cm遠位で同定できるが，その走行は一様ではない。

展開

　上前腸骨棘に付着する縫工筋を大腿筋膜張筋との境界部のHüter路で剥離し，上前腸骨棘より一部軟骨をつけて切離反転する 図2b 。骨切り後に縫工筋を上前腸骨棘へ縫着するが，軟骨はその縫い代としている。

> **コツ&注意 NEXUS view**
>
> 外側大腿皮神経を損傷しないよう注意する。
> 　遺残性亜脱臼の症例では腸腰筋の緊張は少なく，従来法でも腸腰筋腱の切離を行わなくても，遠位骨片を十分移動させることができる。さらに，著者の変法では骨盤長が術後長くならないので，観血的脱臼整復を併用しない症例では，腸腰筋腱の切離を行っていない。

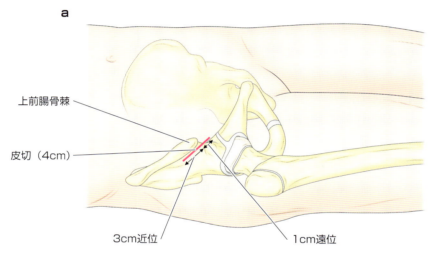

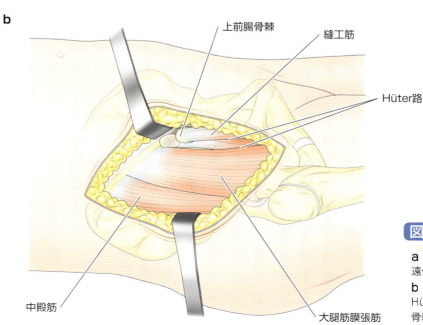

図2 皮切，展開

a：上前腸骨棘より3cm近位から1cm遠位までの4cmの皮切

b：縫工筋と大腿筋膜張筋の境界部のHüter路から進入し，縫工筋を上前腸骨棘の軟骨をつけて剥離反転する。

2 腸骨の展開

腸骨稜骨端軟骨は外縁まで外腹斜筋が付着しているため，腸骨稜骨端軟骨が露出できるように外腹斜筋の付着部を剥離する．

腸骨外板の展開

腸骨外板を展開し，外側腸骨稜骨端軟骨をつけて，殿筋群を腸骨外板より骨膜下で剥離する 図3 ．

骨膜下の剥離は，近位部ではエレバトリウムを用いて滑らかに剥離できるが，遠位部では殿筋との付着部を電気メスで止血しながら剥離を進める必要がある 図3a ．骨膜を穿通する腸骨の栄養血管を丁寧に凝固止血する．術中・術後の出血を少なくするうえで，栄養血管の凝固止血を十分行う．腸骨からの出血には，ボーンワックスを塗り込み止血する．上前腸骨棘と下前腸骨棘間で後方へ剥離を進めれば大坐骨切痕外口に到達し 図3b ，Salter無名骨鉤を挿入して後方の神経，血管を保護する．

> **コツ&注意 NEXUS view**
> 著者は，学童期や思春期で行うトリプル骨盤骨切りでは，大きく骨片を回転させるために殿筋群を骨膜外で剥離している．就学前のSalter骨盤骨切りでは，骨膜外の剥離では止血が不十分になると術中・術後の出血が多くなること，骨膜下の剥離でも遠位骨片を十分引き出すことができることから，骨膜下に剥離している．

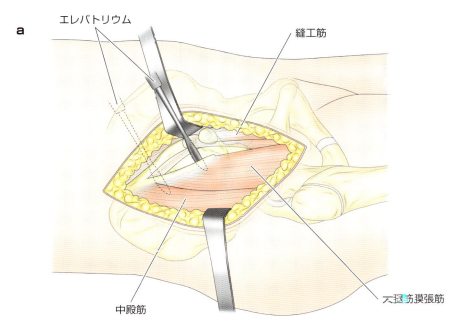

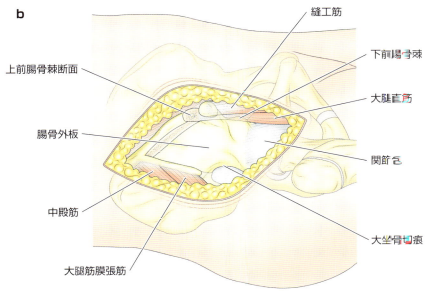

図3 腸骨外板の展開
a：骨膜下の剥離
b：大坐骨切痕外口への剥離
外側の腸骨稜骨端軟骨をつけて，腸骨外板を骨膜下に大坐骨切痕外口まで剥離する．

腸骨内板の展開

次に，腸骨内板を展開し，中央に腸骨稜骨端軟骨を一部残し，外側と同様に，内側腸骨稜骨端軟骨をつけて腸骨筋を腸骨内板より骨膜下で剥離する．大坐骨切痕内口に到達し，Salter無名骨鈎を挿入する 図4a．大坐骨切痕の外口から挿入したSalter無名骨鈎を下に，内口から挿入したSalter無名骨鈎を上に先端を組み合わせて，内口から挿入したSalter無名骨鈎の先端が腸骨外側よりみえるようにする 図4b．

外側，中央，内側に分かれた腸骨稜骨端軟骨は後に縫い合わせて修復する．

> **コツ&注意　NEXUS view**
> 腸骨外板，内板を骨膜下に剥離する．
> 術中・術後の出血を少なくするため，腸骨への栄養血管を丁寧に凝固止血する．

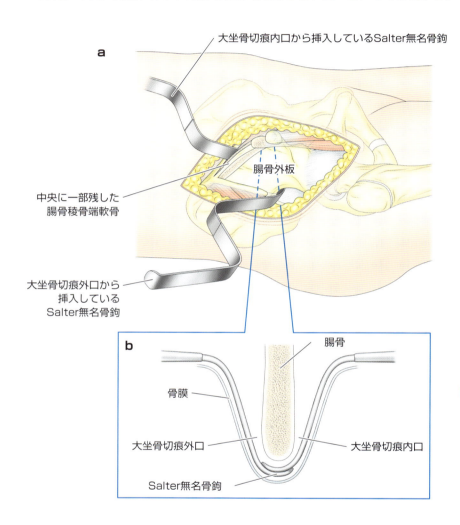

図4 腸骨内板の展開と大坐骨切痕から挿入されたSalter無名骨鈎の位置

a：腸骨内板の展開．
b：大坐骨切痕外口からのSalter無名骨鈎を下に，内口からのSalter無名骨鈎を上に組み合わせて挿入する．

> **ミニ情報　NEXUS view**
>
> **Salter無名骨鈎（ミズホ社）**
> Salter無名骨鈎は，先端が弯曲して，中央がくぼんでおり，大坐骨切痕の外口，内口から挿入したSalter無名骨鈎の先端が組み合うようになっている．先端や底面は鈍であり神経や血管を保護でき，中央部のくぼみはGigli鋸を通しやすく，把持部は術野から離れ術野を妨げない利点がある．手技に慣れればレトラクターを用いても手早く行えるが，Salter無名骨鈎を用いるほうが簡便である．著者も操作性のよいSalter無名骨鈎を使用しており，現在も受注生産であるが購入可能である．
>
>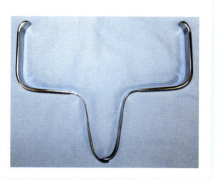

3 骨切りと遠位骨片の移動

骨切り

　Gigli鋸に通した糸をケリー鉗子で把持し，腸骨内側より内口から挿入したSalter無名骨鉤の上を沿わせて外口へ通し，腸骨外側より糸をコッヘル鉗子で把持し引き出し，Gigli鋸を通す 図5a 。Gigli鋸で切り上げて骨切りする．まず，上方に切り上げ大坐骨切痕部での腸骨への刺入点を作製する．

　次に，近位方向へ1/3切り上げ，残りの2/3は遠位方向へ向きを変えて「へ」の字型に切骨する 図5b 。「へ」の字型で切骨するのは，骨盤長を保つため，近位骨片と移動した遠位骨片が2点接触し安定化させるためである．

遠位骨片の移動

　股関節と膝関節を屈曲させ，外転外旋させれば，遠位骨片が前外側に移動，回転する．遠位骨片の移動が不十分であれば，骨把持鉗子で遠位骨片を把持して引き出したり，単鋭鉤で遠位骨片を後方から引き上げたりして，十分な移動量が得られるようにする．

　遠位骨片の移動により，「へ」の字に切骨した著者の変法では，近位骨片と遠位骨片が2点で接触し，1点での接触である直線状に切骨した従来法より安定する．

> **コツ&注意 NEXUS view**
> Gigli鋸を真上に強く引き上げたり，早く動かそうとしたりすると引っかかるので，少し広げてゆっくり動かして切り上げる．T-SAW（Surgical Threadwire Saw, Stryker社）を用いれば，よりスムーズに骨切りできるが，医療材料費は高い．

> **コツ&注意 NEXUS view**
> 遠位骨片は引き出した後に外側へ外旋させることで，前方へ大きく引き出さないようにし，術後の前方の過剰被覆による大腿骨寛骨臼インピンジメント（femoroacetabular impingement；FAI）を避ける．

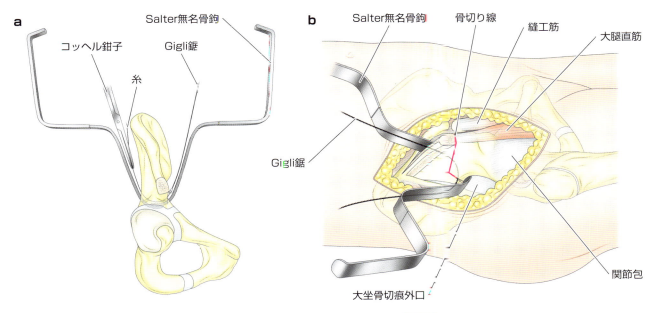

図5 骨切り

a：Gigli鋸を内口から挿入したSalter無名骨鉤の上を沿わせて外口へ通す．
b：Gigli鋸で近位方向へ1/3切り上げ，残りの2/3を遠位方向へ向きを変えて「へ」の字型に切骨する．

4 内固定と人工骨移植

内固定

　腸骨稜より遠位骨片へ2.0〜2.4mm径のK-wireを2〜3本刺入して固定する 図6。K-wireは遠位骨片の皮質やY軟骨部を貫いて，十分な固定性が得られるようにする。K-wireの近位部を腸骨稜部で曲げて留置する。

骨移植

　従来法では，近位骨片と遠位骨片の間隙に腸骨から大きな三角骨を採取して移植していたが，著者の変法では近位骨片と遠位骨片を2点接触させることで従来法と比較して間隙が小さい。

　間隙に骨移植を行わなくても骨癒合は得られるが，術後の遠位骨片の沈み込みや矯正損失を防ぐために，生じた間隙に0.5cm×1cmの三角形で幅1cm位にβTCP製人工骨を採型して移植している 図6。

　K-wireを人工骨に刺入すれば，人工骨が割れてしまうため，K-wireによる内固定後に人工骨移植を行う。

> **コツ&注意 NEXUS view**
>
> 近位骨片と移動させた遠位骨片を2点接触させ，骨片間が開かないようにする。
> 　K-wireは遠位骨片の皮質やY軟骨部を貫くことで，固定力が上がる。
> 　βTCP製人工骨移植の際は，人工骨が粉砕しないように，近位骨片と遠位骨片が開かないように，シリコン製の打ち込み棒で軽く叩いて固定する程度とし，粉砕や骨片間の開大を避ける。

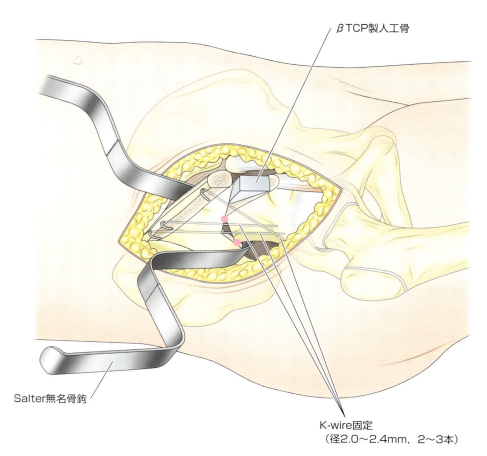

図6 遠位骨片の移動と固定，βTCP製人工骨移植

股・膝関節を屈曲，外転，外旋させて，遠位骨片を前外側に移動，2点接触させて（●），腸骨稜より遠位骨片へ径2.0〜2.4mmのK-wireを2〜3本刺入して固定する。間隙にβTCP製人工骨を三角形に採型して移植する。

5 創閉鎖と外固定

創閉鎖
創内を洗浄し，ドレーンを留置する．外側，中央，内側の腸骨稜骨端軟骨を縫い合わせて，曲げたK-wireを覆い，腸骨稜を修復する．反転した縫工筋付着部の軟骨を上前腸骨棘へ戻し縫着する．皮下は吸収糸で埋没縫合し，皮膚はテープ固定としている．

外固定
ギプス固定は，患肢を軽度屈曲，外転，内旋させて，体幹から患肢の足尖まで，健肢の膝上までのhip spica cast固定を約5週間行っている．K-wireは術後約8週間で抜釘するが，骨癒合が遷延すれば，適宜抜釘の時期を遅らせる．抜釘後，徐々に起立，歩行を許可する．

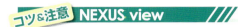

コツ&注意 NEXUS view
曲げたK-wireを覆うように腸骨稜を修復し，K-wireの脱転やK-wire突出による疼痛を防ぐ．

文献
1) Salter RB. Innominate osteotomy in the treatment of congenital dislocation and subluxation of the hip. J Bone Joint Surg Br 1961；43：518-39.
2) 和田晃房．乳児期以降の遺残性亜脱臼に対する手術 骨盤骨切り＋大腿骨骨切り術．先天性股関節脱臼の治療．東京：メジカルビュー社；2014. p136-40.
3) Wada A, Nakamura T, Yamaguchi T, et al. Surgical treatment of hip dislocation in Kabuki syndrome: use of incomplete periacetabular osteotomy for posterior acetabular wall deficiency. J Child Orthop 2012；6：261-7.
4) 和田晃房．DDH・Perthes病に対するPemberton骨盤骨切り術．股関節骨切り術のすべて．東京：メジカルビュー社；2013. p221-30.

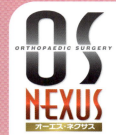

II. 下肢

恒久性膝蓋骨脱臼に対する制動手術

埼玉県立小児医療センター整形外科　平良　勝章
埼玉県立小児医療センター整形外科　及川　昇

Introduction

　小児期の膝蓋骨脱臼は，膝蓋骨の無形性および低形成に伴うnail patella syndromeやsmall patella syndromeに代表される恒久性膝蓋骨脱臼や，Down症候群や歌舞伎症候群などの先天性疾患が主である．近年，骨端線閉鎖前の内側膝蓋大腿靱帯（medial patellofemoral ligament；MPFL）再建術も報告されてきているが，まだ意見の一致は得られてない．
　ここでは，骨端線閉鎖前の小児期の軟部組織解離術を中心とした恒久性膝蓋骨脱臼の制動手術について解説する．

術前情報

　膝蓋骨の骨化は5歳前後であり，早期の単純X線での診断は困難である．そのため，膝蓋骨脱臼を視野に入れた理学所見の評価と超音波を用いた診断が大切である．10歳未満の患児は，膝関節痛や可動域（range of motion；ROM）制限を訴える症例は少ないため，診断が遅延することが多い．

●手術適応

　就学前などに診断が得られた時点では愁訴が少なく，困っていないことが大半であるが，将来のpatella grooveの形成，成長に伴うアライメントの悪化（X脚への進行），ROM制限，疼痛の出現の観点から早期の手術を提案している．Ghanemら[1]も早期の手術を推奨し，出家ら[2]も10歳未満の手術群のほうが再脱臼は少なかったと報告している．

●禁忌

　精神発達遅滞を認める症例もあり，術後の後療法に難渋するケースもある．家族と検討し慎重に手術を決定する必要があり，術後の家族の協力は不可欠である．

●麻酔

　全身麻酔にて行う．

●手術体位

　仰臥位で駆血帯を用いて行う．

手術進行

1. 皮切，展開
2. 関節包，大腿四頭筋の解離，再建
   ・内側の展開
   ・外側の展開
3. 再建
   ・膝蓋骨脱臼の整復
   ・内側広筋の膝蓋骨外側への移行
4. 追加処置（特殊なケース）
   ・ROMが得られない症例
   ・完全伸展位から深屈曲位までのROMのなかで脱臼位を呈する症例
5. 術後のリハビリテーション

❶診断時の年齢が10歳未満（特に就学前）の場合は，内側広筋の移行術まで必要のない症例も多いので，内側関節包の縫縮と外側膝蓋支帯から外側関節包にかけての解離術を最初に行う．それでも安定しない場合は，内側広筋移行術の処置を加える順序で計画し，家族にも説明する．
❷外側広筋の切離を十分に行うことが大切である．
❸内側広筋の膝蓋骨への移行後はROMが十分獲得できているか，膝蓋骨の浮き上がりの有無に注意する必要がある．

手術手技

1 皮切，展開

膝蓋骨が外側に脱臼しているが，元々のgrooveを中心に正中切開で行う（約10〜15cm程度）図1。遠位は脛骨粗面まで，近位は大腿四頭筋の再アライメントを可能にするため，軟部組織を含めて十分に露出・展開する。

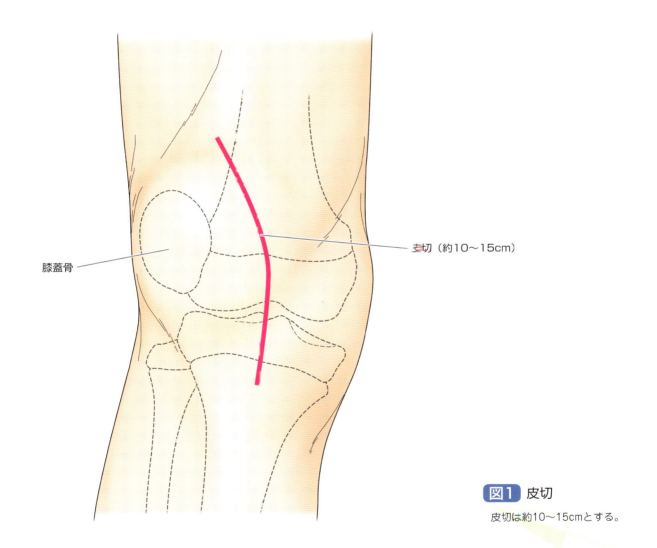

図1 皮切

皮切は約10〜15cmとする。

Fast Check
❶ 診断時の年齢が10歳未満（特に就学前）の場合は，内側広筋の移行術まで必要のない症例も多いので，内側関節包の縫縮と外側縦膝蓋支帯から外側関節包にかけての解離術を最初に行う。それでも安定しない場合は，内側広筋移行術の処置を加える順序で計画し，家族にも説明する。

2 関節包，大腿四頭筋の解離，再建

内側の展開

内側広筋斜走線維を膝蓋骨，内側関節包よりいったん切離する 図2 。膝蓋骨付着部に腱成分が確認できる場合は，腱成分を残して切離する。内側関節包は弛緩していることがほとんどであり，一部切除する。

> **コツ&注意 NEXUS view**
> 展開後，内側膝蓋大腿靱帯 (medial patellofemoral ligament; MPFL) は確認できない症例がほとんどである。

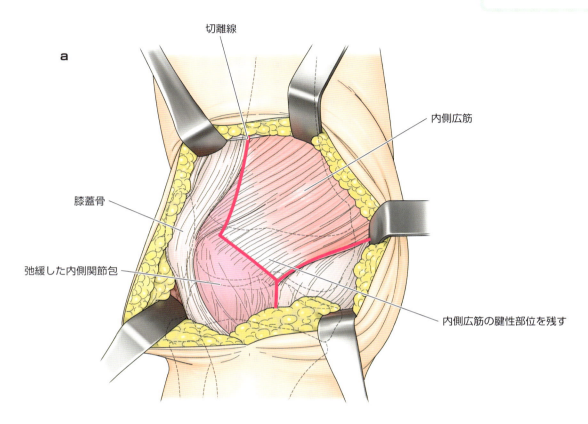

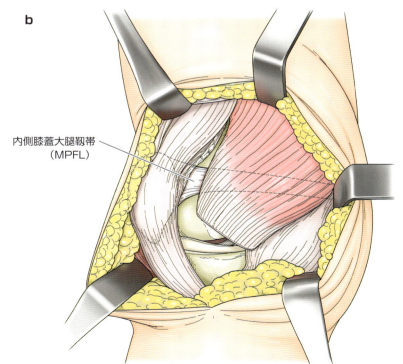

図2 内側の展開

a：内側広筋の切離線（赤線）。切除する内側関節包は弛緩していることがほとんどである。
b：内側広筋切離後

恒久性膝蓋骨脱臼に対する制動手術

外側の展開

外側膝蓋支帯から外側広筋にかけて切離を完全に行う 図3a 。外側広筋が膝蓋骨外側脱臼に大きく関与しているので完全に切離することが大切である 図3b 。

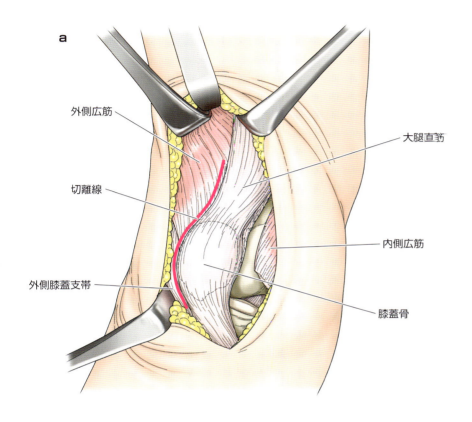

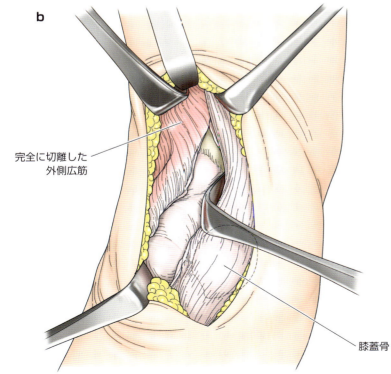

図3 外側の展開

a：外側の解離を行うが（赤線），必要に応じて近位への解離を進めていく。解離が大腿部中央まで及ぶ必要になることも多い。
b：外側広筋が脱臼に大きく関与しているので完全に切離することが大切である。

163

3 再建

膝蓋骨脱臼の整復

「2 関節包，大腿四頭筋の解離，再建」の処置まで終了後，まず，完全伸展位で元々のgrooveに自然整復されることを確認する。そのときに術者の母指で整復位を保持しないといけない場合は軟部の解離が不十分であり，もう一度「2 関節包，大腿四頭筋の解離，再建」の操作に戻る必要がある。

完全伸展位で安定したら次に60°屈曲位，完全屈曲位でも同様の操作を行う。そのときに緊張の強い箇所を確認し，少しずつ解離を追加していく。

大切なポイントとして，小児の脱臼は基礎疾患，各症例に応じて緊張の強くなる肢位が異なるのが特徴である。伸展位で脱臼し，屈曲すると整復されていく症例も経験する。

> **コツ&注意 NEXUS view**
> 膝蓋骨整復後，安定しない場合は外側膝蓋支帯切離と外側広筋の切離が近位まで徹底的に行えていないことが多いので，再度確認する。

内側広筋の膝蓋骨外側への移行 図4

内側広筋を膝蓋骨外側下方に移行する。まず骨膜に仮縫合する。伸展屈曲ROMが獲得でき，脱臼しない最適位置を確認し移行位置を調整する。その後最終縫着を行う。当院では膝蓋骨に骨孔は作製していないが，最近ではsuture anchorを使用することもある。屈曲30°の位置で固定する。緊張度は，膝蓋骨への内側広筋の縫着位置に依存するので，まず仮固定して膝関節屈曲が制限されない程度の緊張度とする（緊張度が強く，屈曲制限がみられる場合は，縫着位置の内側近位に付け直し，再度屈曲制限が生じないかを確認する）。

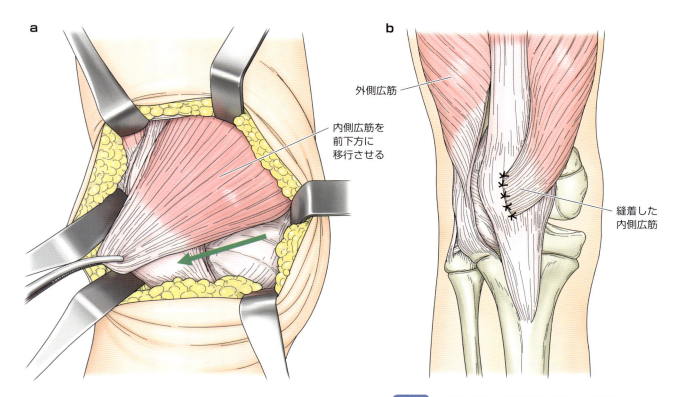

図4 内側広筋の膝蓋骨外側への移行
a：内側広筋を膝蓋骨外側へ移行する。
b：最適位置（膝蓋骨外側下方）にて最終縫着を行う。

恒久性膝蓋骨脱臼に対する制動手術

> **コツ&注意 NEXUS view**
>
> 移行後膝蓋骨の外側が浮き上がる場合は制動が強すぎるので，縫着部位を膝蓋骨近位内側に移動する 図5 。

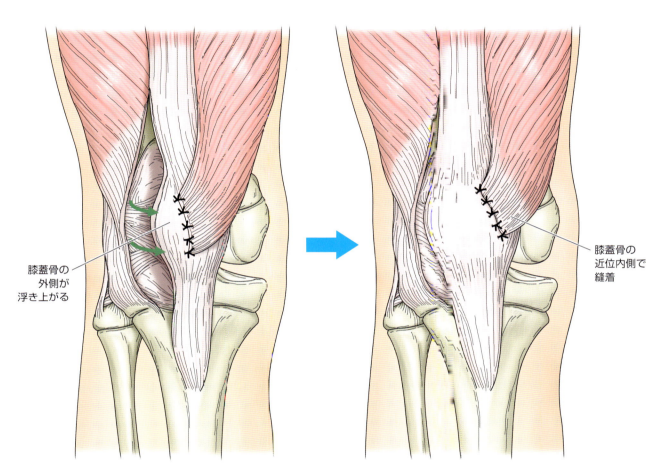

図5 移行後に膝蓋骨の外側が浮き上がる場合
膝蓋骨の近位内側で内側広筋を縫着する。

165

4 追加処置（特殊なケース）

膝蓋骨の再建処置を加えても以下のような状況となる場合は，distal realignment を追加する方針（当院ではRoux-Goldthwait変法 図6 を追加）とするが，その前に外側膝蓋支帯切離と外側広筋の切離が近位まで徹底的に行えているか再度確認する（図3b 参照）。

大腿直筋のZ延長術はextension lagの原因になるので，できるだけ避ける。

ROMが得られない症例

屈曲制限がほとんどの症例でみられる。大腿膝蓋関節に圧がかかり，変形性膝関節症のリスクが高まる。

完全伸展位から深屈曲位までのROMのなかで脱臼位を呈する症例

Distal realignmentまで必要とする症例は多くはない。

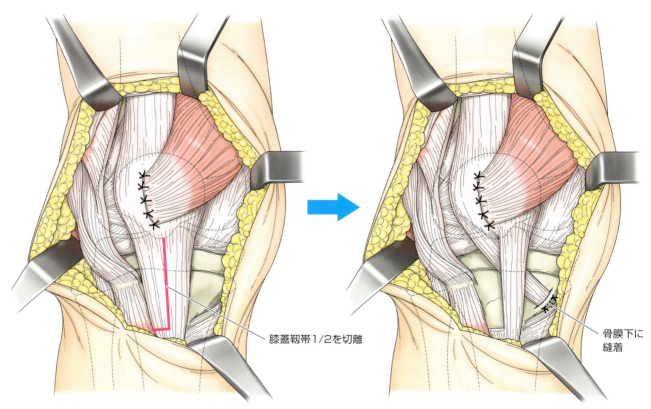

図6 Roux-Goldthwait変法

5 術後のリハビリテーション

　小児の場合，徐々に負荷を上げていくことが困難であり，またROM制限や筋力低下の出現も少ないので，リハビリテーションスケジュールは遅らせて行う方針としている．

　術後3週間ギプス固定を行い，免荷する．その後，荷重と膝関節ROM訓練開始．膝関節約30°程度の屈曲位，足関節はフリーの状態で大腿〜下肢まで固定を行う．足関節運動は術直後から積極的に行ってもらう．

　片側症例では，術後早期に松葉杖訓練を開始する．低年齢症例や精神発達遅滞を認める症例は松葉杖訓練が難しく，入院期間が長期になることもある．

　ギプス除去後は約3カ月間，軟性膝装具を装着する．

　運動は，ROMが得られるまでは禁止とする．目安として術後約2カ月半よりジョギング程度から運動を許可し，適宜日常生活に復帰させる．

文献
1) Ghanem I, Wattincourt L, Seringe R. Congenital dislocation of the patella Part II : Orthopaedic Management. J Pediatr Orthop 2000 ; 20 : 817-22.
2) 出家正隆, 安達伸生, 本山　満, ほか. 習慣性膝蓋骨脱臼に対する治療. 関節外科 2006 ; 25 : 1170-3.

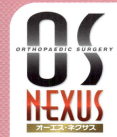

II. 下肢

尖足に対するアキレス腱延長術

愛知県心身障害者コロニー中央病院整形外科　**伊藤　弘紀**

Introduction

　尖足変形は，脳性麻痺をはじめ下肢の痙性を伴う疾患や，筋ジストロフィーなどの筋疾患に伴って生じることが多い。アキレス腱は二関節筋である腓腹筋と単関節筋であるヒラメ筋の腱が合同腱となったものである。膝伸展では足関節背屈に制限があるが，膝屈曲で制限がなくなればヒラメ筋の短縮はなく腓腹筋のみの短縮。膝の伸展と屈曲のいずれでも背屈制限が認められれば，腓腹筋とヒラメ筋両者の短縮があると判断する。

術前情報

●手術適応

　装具やギプス治療，痙性麻痺による尖足ではボツリヌス毒素治療など保存療法によっても改善しない変形に対して，手術療法が適応となる。アキレス腱の延長（アキレス腱Z延長法）を行うと足関節の底屈力が低下するため，軽度例や小児ではヒラメ筋を温存する術式（Strayer法，Vulpius法）を選択することが多い。

●留意点

　延長術と術後のギプス固定により一時的に底屈筋力の低下が生じること，麻痺性疾患の場合（特に低年齢）では再発の可能性があることを説明しておく。

●麻酔

　小児では全身麻酔で行う。

●手術体位

　腹臥位で駆血帯を使用して行う。

手術進行

1. 皮切，展開
2. 3種類の延長方法
   - アキレス腱Z延長法
   - Strayer法
   - Vulpius法
3. 後療法

❶アキレス腱Z延長法では，術後の底屈力を低下させすぎないよう適度な緊張下に縫合する。
❷Strayer法，Vulpius法では展開時に被腹皮神経に注意する。

手術手技

1 皮切, 展開 図1

アキレス腱Z延長法ではアキレス腱の内側縁に沿い, 踵骨付着部より近位方向に6〜8cmの縦皮切を加える. パラテノンを開き, アキレス腱内側にある足底筋腱は切離する.

ヒラメ筋を温存する術式（Strayer法, Vulpius法）を選択する場合は, 下腿正中の中央付近（腓腹筋の筋腱移行部）から遠位方向に4〜6cmの皮切とする. 小伏在静脈と内側腓腹皮神経をよけて筋膜を縦切し, 腓腹筋腱膜を展開する.

> **コツ&注意 NEXUS view**
> 腓腹筋の筋腱移行部が触診でわかりにくい場合は, あらかじめエコーを利用して確認しておくとよい.

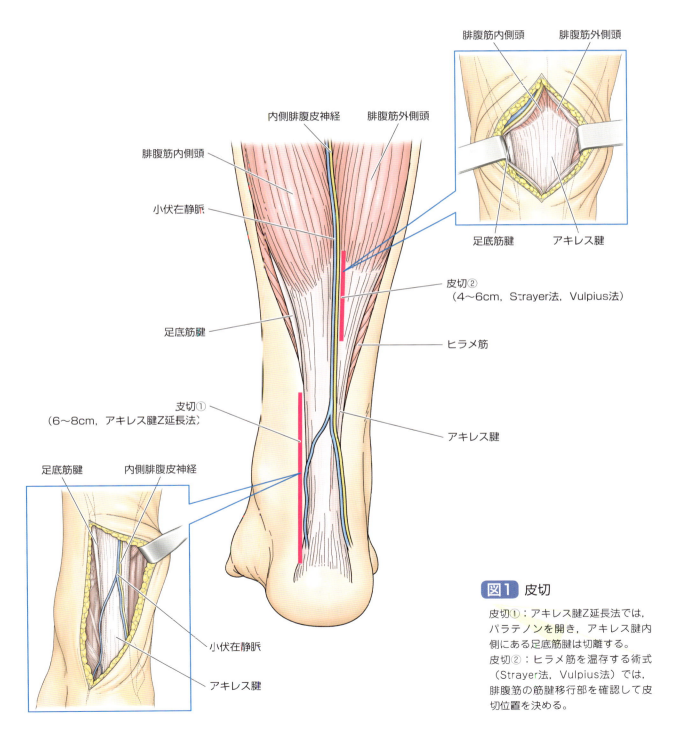

図1 皮切

皮切①：アキレス腱Z延長法では, パラテノンを開き, アキレス腱内側にある足底筋腱は切離する.
皮切②：ヒラメ筋を温存する術式（Strayer法, Vulpius法）では, 腓腹筋の筋腱移行部を確認して皮切位置を決める.

2 3種類の延長法

アキレス腱Z延長法

展開したアキレス腱の下側にエレバトリウムを挿入し，軽く背屈させて腱を緊張させる．切腱刀などを用いてアキレス腱を二分して，内側は踵骨付着部の直上，外側は筋腱移行部の遠位で横切することでアキレス腱を「Z」状に切離する 図2a．

足関節を5°程度の底屈位として，腱に軽い緊張をもたせた状態で側側縫合する 図2b．可能であればパラテノンを修復してから閉創する．

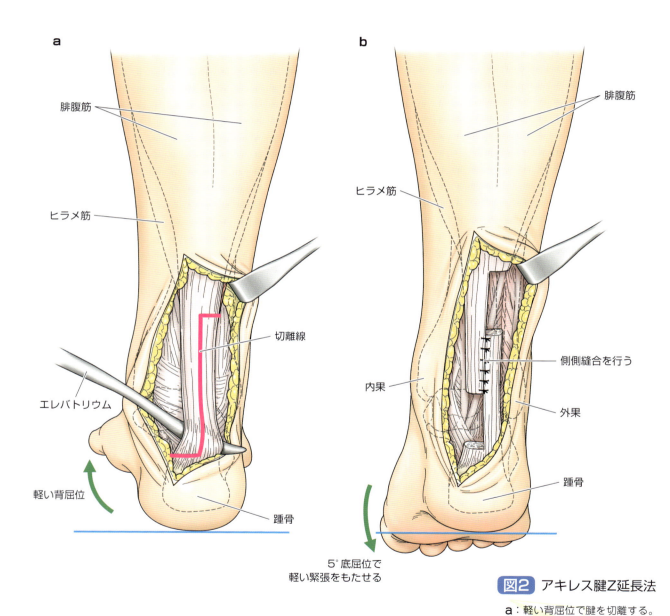

図2 アキレス腱Z延長法

a：軽い背屈位で腱を切離する．背屈位にすると腱が緊張して切離しやすい．
b：軽い底屈位で腱を縫合する．

> **コツ&注意　NEXUS view**
> 踵骨が外反傾向を示す症例では，内側は筋腱移行部の遠位（外側は踵骨付着部の直上）を切離する 図3 。

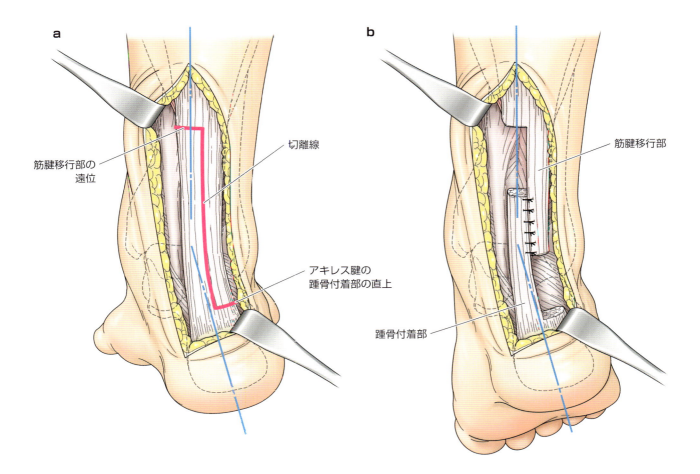

図3 踵骨外反例のアキレス腱Z延長法

a：踵骨外反例では，内側はヒラメ筋の筋腱移行部の遠位，外側は踵骨付着部の直上を切離する。
b：縫合。縫合は軽い底屈位で行い，腱の過延長を予防する。

Strayer法

　筋腱移行部で腓腹筋腱をヒラメ筋腱膜から剥離して持ち上げ，横切する．腓腹筋内側の足底筋腱も切離する 図4a．

　足関節を10°程度に背屈させた状態で，後退した腓腹筋（近位側）の腱断端を下にあるヒラメ筋に縫合する 図4b．

> **コツ&注意 NEXUS view**
> 腓腹筋腱がヒラメ筋腱膜と癒着して剥離しにくいことがある．

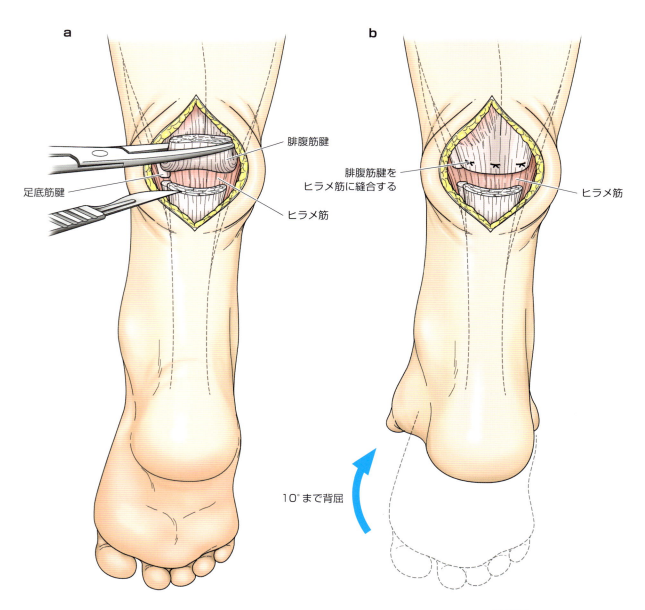

図4 Strayer法
a：腓腹筋腱をヒラメ筋から剥離して横切する．
b：切離した腓腹筋腱をヒラメ筋へ縫合する．

Vulpius法

　筋腱移行部の遠位で腓腹筋腱をヒラメ筋表面の腱膜とともに，逆「V」字型に切離する。このとき，ヒラメ筋の筋組織は切らないようにする。内側の足底筋腱は切離する 図5 。足関節を背屈位にすると腱膜の切開部が開き，下腿三頭筋が延長される。延長部を縫合する必要はない。

> **コツ&注意 NEXUS view**
> 遠位の腱膜切開は，腱膜下に十分な筋組織がある部位で行う。

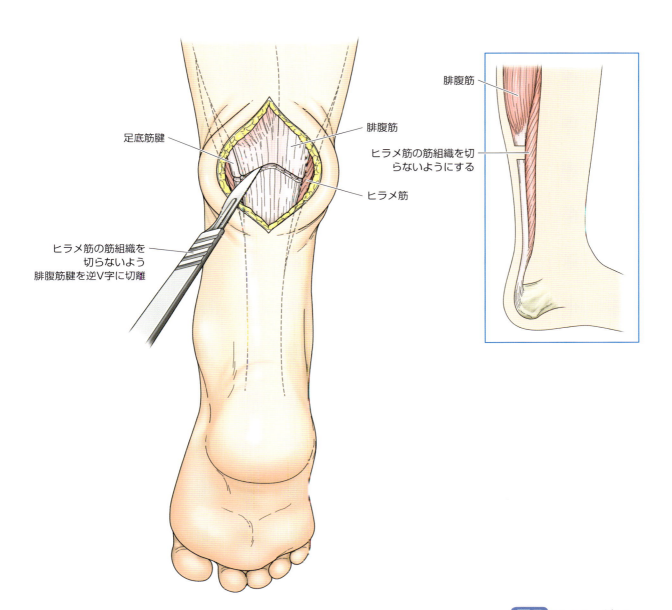

図5 Vulpius法-1
腓腹筋腱を逆V字型で切離する。

尖足の程度が強いときは数cm遠位で，もう1箇所の腱膜切開を行う 図6 。

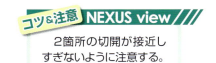

コツ&注意 NEXUS view
2箇所の切開が接近しすぎないように注意する。

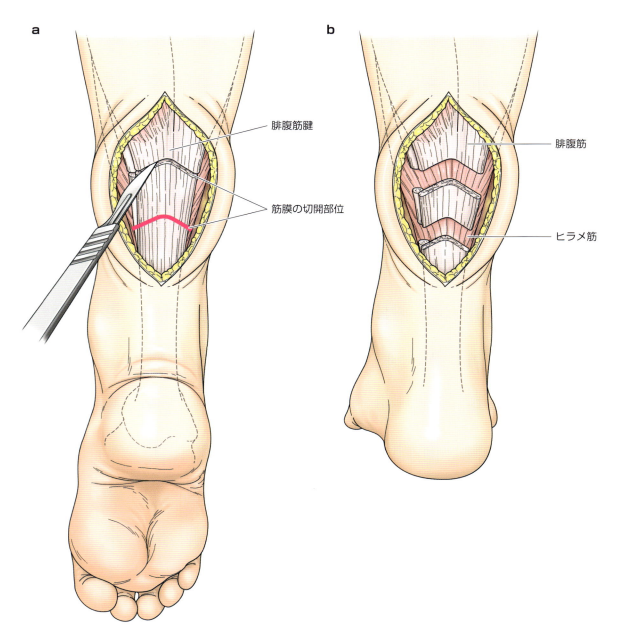

図6 Vulpius法-2
a：尖足が強い場合の切離
b：切離後

3 後療法

足関節を底背屈中間位，膝は伸展位にして長下肢ギプスで3〜4週固定する。アキレス腱Z延長法の場合は，さらに3〜4週の短下肢ギプスによる固定を行う。荷重を許可する際はアキレス腱断裂の治療と同様，足関節の過背屈に注意する。

> **コツ&注意 NEXUS view**
>
> 　術後，足関節を底背屈中間位とした際に踵付近の皮膚血流が不良となる場合は，少し底屈位に戻してギプス固定を行う。
> 　術後早期には延長腱の断裂や過延長予防，また小児例では成長に伴う再発の予防のために短下肢装具の使用も考慮する。

文献

1) Strayer LM Jr. Recession of the gastrocnemius : an operation to relieve spastic contracture of the calf muscles. J Bone Joint Surg Am 1950 ; 32 : 671.
2) Herring JA. Tachdjian's pediatric orthopaedics, 4th edition. New York : Elsevier ; 2008. p.191-1297.
3) Canale ST. 小児の神経障害，小児の骨折・脱臼. キャンベル整形外科手術書（第10版）4. 東京：エルゼビア・ジャパン；2003. p.14-21.

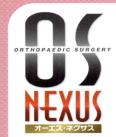

II. 下肢

先天性内反足遺残変形に対する前脛骨筋腱外側移行術

大阪母子医療センターリハビリテーション科　田村　太資

Introduction

　Ponseti法の導入により，先天性内反足の治療体系は大きく変化した．ギプス治療に引き続いて行われる装具療法にて，良好な矯正を維持できるのみならず，柔らかい機能的な足部を獲得できる．しかし，装具療法は長期にわたり，装着を断念する症例も少なからず存在しており，そのような症例が有する遺残変形に対する手術は数多く報告されている．

　ここでは，Ponseti法施行後の遺残変形に対する手術法の1つである前脛骨筋腱外側移行術について，当施設での手術法の概略を述べる．

術前情報

●手術適応

　装具装着不可となった，あるいは装具療法終了後で，動的回外を有する内旋歩行患者が適応となる．外側楔状骨が骨化しはじめる2歳6カ月以後であれば，手術は可能であるが，低年齢で実施する場合，他の変形要素を同時にしっかりと矯正しておくことが必要となる．当施設では4歳以上の症例に実施している．

●禁忌

　移行する外側楔状骨に骨化核が現れていない低年齢児は，絶対的禁忌である．また，尖足，凹足，内転変形など静的変形を有する場合，前脛骨筋腱外側移行術単独では変形矯正できないため，あらかじめギプス矯正を行っておいたり，アキレス腱延長術や足底腱膜解離術，外転筋切離術などの手術を組み合わせたりする必要がある．

●麻酔

　全身麻酔で行うが，可能であれば硬膜外麻酔，あるいは仙骨神経ブロックを併用することで術後の鎮痛が図れる．

●手術体位

　仰臥位で行う．透視下に外側楔状骨に対して垂直にワイヤー刺入ができるよう，手術台を用いて手術を行う．

手術進行

1. 皮切，移行腱の採取
   ・皮切
   ・移行腱の採取
2. 移行腱誘導，腱移行
   ・骨孔の作製
   ・移行腱の誘導
   ・移行腱の骨孔内への移行・固定
3. 後療法

❶移行腱の誘導の際，長母指伸筋腱，長趾伸筋腱下を通すようにする．
❷外側楔状骨の骨孔は骨中央に作製する．
❸移行腱は足関節最大背屈位の最大緊張度で固定する．

手術手技

1 皮切，移行腱の採取

皮切

　前脛骨筋腱を外側楔状骨直上へ直接移行する報告が多いが，当施設では移行腱の効率，他の組織の絞扼回避を目的に，いったん伸筋支帯頭側へ引き抜いて移行している．このため皮切は，内側楔状中足骨間関節直上，伸筋支帯頭側の脛骨外側縁，外側楔状骨直上の3箇所に作製する 図1 ．すべて2〜3cm程度の直線皮切で十分である．

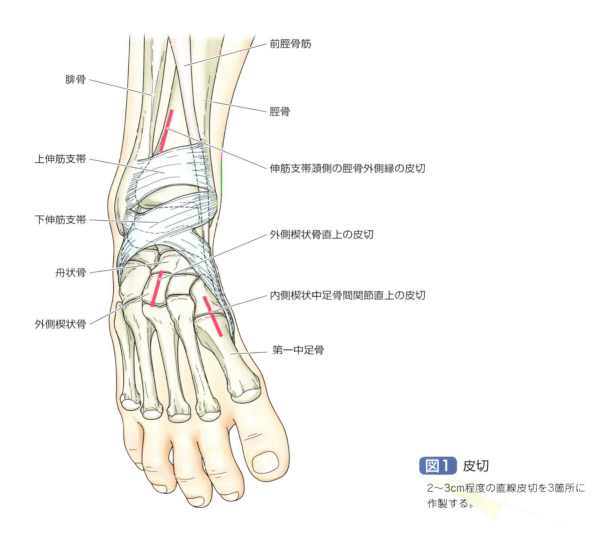

図1 皮切

2〜3cm程度の直線皮切を3箇所に作製する．

移行腱の採取

　前脛骨筋は硬い腱鞘に覆われており，切開することで腱実質が確認できる。近位と遠位で腱成分を確保後，前脛骨筋を停止部で切離する 図2a 。腱は第1中足骨内側と足底側に向かって扇状に広がるため，しっかり剥離する。切離後断端をBunnel縫合などのアンカー縫合を行い，広がった断端末を吸収糸で形成しておくとよい。これらの操作後，腱を伸筋支帯頭側へ引き抜く 図2b 。

> **コツ&注意 NEXUS view**
> 腱を引き抜く際，深層で癒着していることがある。その場合は停止部から近位方向に腱周囲の剥離を追加する。

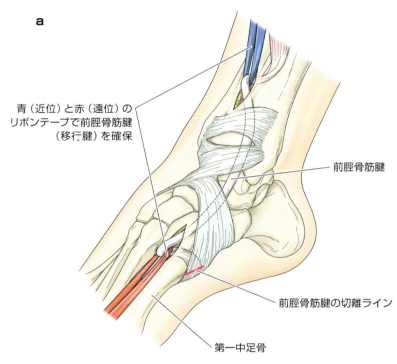

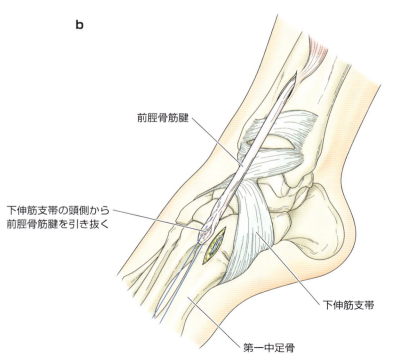

図2 移行腱の採取
a：移行腱の確保
b：移行腱の切離

2 移行腱誘導，腱移行

骨孔の作製

　長趾伸筋腱と短趾伸筋を除けて，外側楔状骨直上を露出させる。透視下にガイドとなるガイドワイヤーを挿入する 図3a 。ガイドワイヤーを中心に外側楔状骨骨膜を十字状に切開し展開する 図3b 。

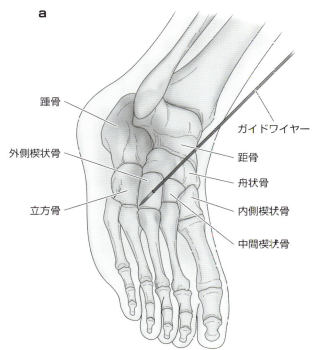
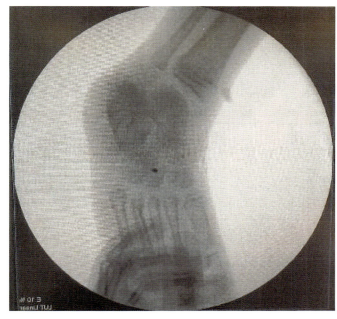
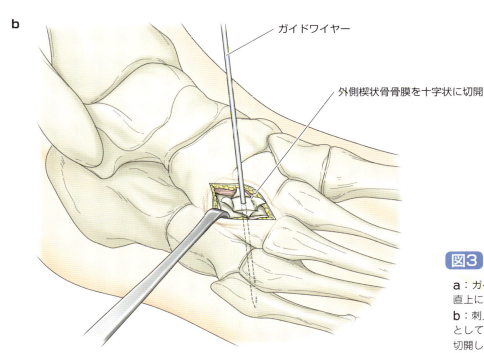

図3 ガイドワイヤーの刺入
a：ガイドワイヤーを外側楔状骨の直上に刺入する。
b：刺入したガイドワイヤーを中心として，外側楔状骨骨膜を十字状に切開し展開する。

腱の太さに合わせて3.2mmあるいは4.8mmのcannulated drillで骨孔を作製する。しっかりと足底側骨皮質まで貫くようにする 図4a 。骨孔作製後，移行腱と縫合できるよう，あらかじめ骨膜に吸収糸を通しておく 図4b 。

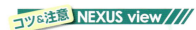
コツ&注意 NEXUS view
ガイドワイヤーは外側楔状骨中央に位置するように挿入する。

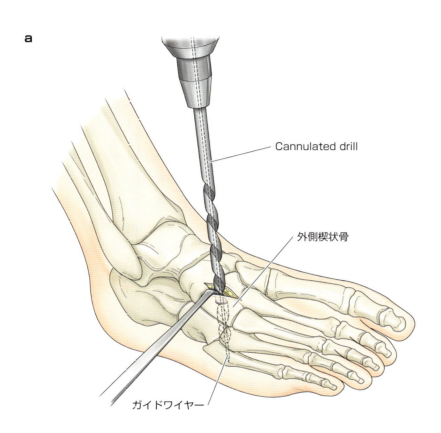

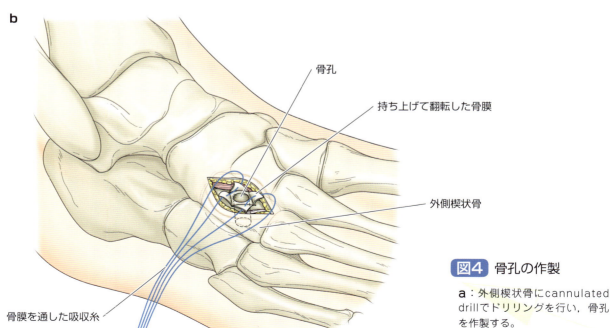

図4 骨孔の作製
a：外側楔状骨にcannulated drillでドリリングを行い，骨孔を作製する。
b：骨膜に吸収糸を通す

移行腱の誘導

骨孔を作製した創部より伸筋支帯頭側創部へリスター鉗子あるいは腱誘導鉗子を通す．短趾伸筋と長趾伸筋腱との間を剥離するようにすれば，血管損傷を避けることができる．鉗子を創部から出した後，アンカー糸あるいは腱実質を把持し，腱を誘導する 図5 ．

> **コツ&注意 NEXUS view**
> 腱の誘導後，腱のbowingがないことを移行腱牽引にて確認する．Bowingがあると皮下を通過していることになるので，誘導をやり直す．

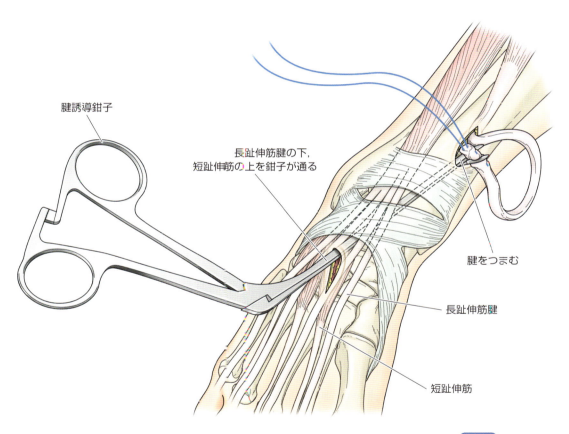

図5 移行腱の誘導

先天性内反足遺残変形に対する前脛骨筋腱外側移行術

移行腱の骨孔内への移行・固定

　Passing pinなどを用いて移行腱のアンカー糸を足底に引き抜く 図6a 。アンカー糸を牽引しつつ足関節を背屈させ，移行腱が骨孔内に挿入されたかどうかを確認する 図6b 。挿入されていれば，そのままアンカー糸を牽引しつつ足関節背屈を強めて，最大背屈位でアンカー糸を眼科用カッペあるいは径の大きめなボタンなどで固定する。最後に骨膜にかけていた糸を移行腱に縫いつける 図6c 。

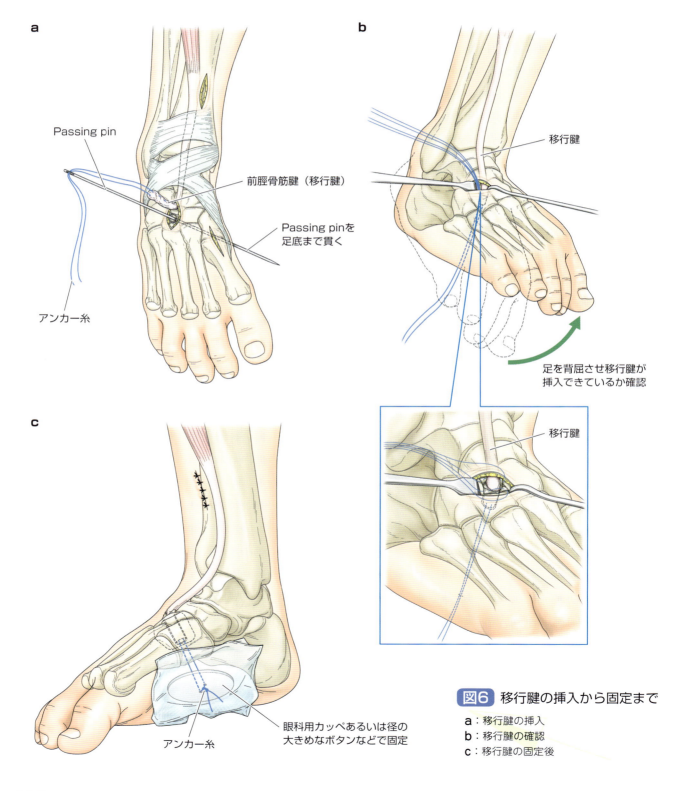

図6 移行腱の挿入から固定まで
a：移行腱の挿入
b：移行腱の確認
c：移行腱の固定後

3 後療法

術後8週間のギプス固定を行う。最初の4週間は大腿以下の固定とし，ギプス更新時に短下肢装具の採型を実施している。下腿以下ギプスに更新後3週間で再度ギプスを更新する。更新時に移行腱のアンカー糸を抜糸し，装具の仮合わせを実施している。術後8週で短下肢装具へ移行し，装具移行後は運動制限を設けない。ただし，装具は移行腱の緩みを予防するため，2～3カ月間に終日装着とする。十分な背屈力が回復したことを確認して，装具を夜間のみ使用とする。

文献

1) Staheli L, Ponseti IV, Morcuende JA, et al. 先天性内反足：Ponseti法. 第3版. 安井夏生, ほか訳. Global Help. 2009. [https://storage.googleapis.com/global-help-publications/books/help_cfponsetijapanese.pdf].
2) Farsetti P, Caterini R, Mancini F, et al. Anterior tibial tendon transfer in relapsing congenital clubfoot : long-term follow-up study of two series treated with a different protocol. J Pediatr Orthop 2006 ; 26 : 83-90.
3) Gray K, Burns J, Little D, et al. Is tibialis anterior tendon transfer effective for recurrent clubfoot? Clin Orthop Relat Res 2014 ; 472 : 750-8.
4) Holt JB, Oji DE, Yack HJ, et al. Long-term results of tibialis anterior tendon transfer for relapsed idiopathic clubfoot treated with the Ponseti method : a follow-up of thirty-seven to fifty-five years. J Bone Joint Surg Am 2015 ; 97 : 47-55.

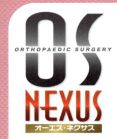

II. 下肢

先天性内反足に対する全距骨下関節解離術

兵庫県立こども病院整形外科　薩摩　眞一

Introduction

術前情報

ここでは全距骨下関節解離術[1]について解説する。

●適応と禁忌

保存療法に抵抗する変形が遺残，再発した場合が手術適応となるが，明確な基準はない。著者は，X線学的に距踵指数（背底像距踵角と背屈位での側面距踵角を合算した数値）45°未満，あるいは背屈位での側面脛踵角80°未満の症例 図1 のうち，尖足，後足部内反の程度，歩容などの臨床所見を加味して総合的に判断している。

遺残変形に対しては1歳前後で行うことが多いが，再発例では適宜行う。

●禁忌

全身状態の悪い患者，皮切近傍に感染創を有する場合は禁忌である。

●麻酔

全身麻酔にて行う。術後の疼痛対策として硬膜外ブロックや末梢神経ブロックが麻酔科医の判断で行われる。

●手術体位

腹臥位で駆血帯を使用して行う。

手術進行

1. 皮切，展開
2. 後方，外側解離
   - 距腿関節，距踵関節の後方関節包解離
   - 踵腓靭帯切離，踵立方関節の解離，二分靭帯の切離
3. 内方解離
   - 長趾屈筋腱鞘の腱鞘切開と後脛骨筋腱のZ状切離
   - 距舟関節の解離
4. 変形矯正後のK-wire固定，各腱の延長と縫合
5. 術後の固定と装具

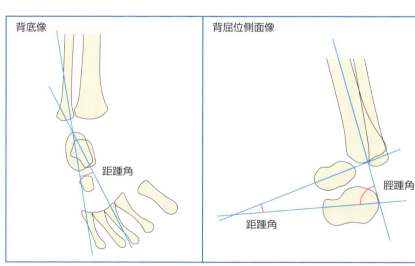

図1　手術適応

距踵指数（背底像での距踵角と背屈位側面像での距踵角の合算）が45°未満，あるいは背屈位側面像での脛踵角80°未満の症例。

① 脂肪組織の挫滅を避けるため，解離はできるだけ鋭的に行う。
② 距骨頭は内方へ移動した舟状骨に覆われ確認しにくいが，直視下で舟状骨を距骨頭の前面に確実に整復し，Kirschner鋼線（K-wire）で固定する。
③ 縫合時に緊張の強い後方部は壊死となりやすい。抜糸時期は術後4～6週まで待つ。

手術手技

1 皮切，展開

　全距骨下関節解離術は，軟部組織の解離という点では内側弧状切開を使用する後内方解離術（Turco法）[2]とほぼ同様の手技であるが，外側解離を直視下で行える広い視野を確保するために，距骨下関節レベルで内・外・後方にU字型の皮切で進入するCincinnati皮切[3]を使用する 図2 。

　皮下の脂肪組織はできるだけ鋭的に解離を行い，まず内側に走行する神経血管束を同定して注意深く周囲を剥離することで，より深部の操作時に可動性が確保され，損傷を回避できる。アキレス腱はZ状に切離して翻転する 図3 。

> **コツ&注意 NEXUS view**
>
> 切離したアキレス腱の遠・近位端にはstay sutureをかけておくと翻転や縫合時に便利である。
> アキレス腱同様に緊張が強い足底筋が内側に並走しているが，これは切離する。

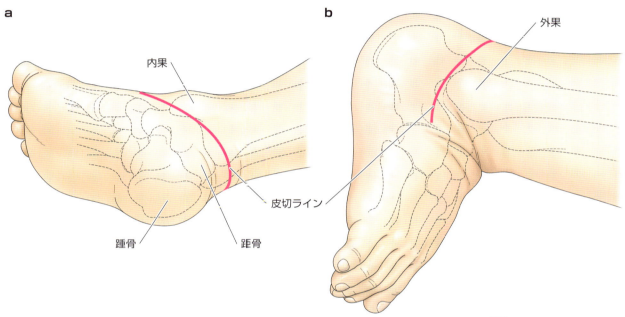

図2 Cincinnati皮切
a：内側からみた皮切
b：外側からみた皮切

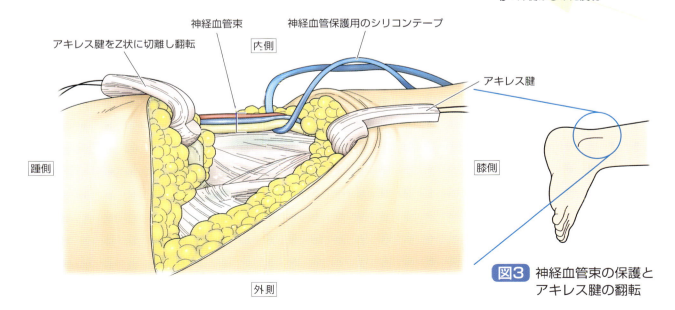

図3 神経血管束の保護とアキレス腱の翻転

2 後方，外側解離

距腿関節，距踵関節の後方関節包解離

後方解離では，アキレス腱と神経血管束の間に走行する腱鞘に包まれた長母趾屈筋腱をまず同定する。同腱を包む腱鞘を末梢側へ向かいHenry結節まで切開を進める。アキレス腱深層の軟部組織はこの長母趾屈筋腱を内側に避けてやれば関節包までは危険なものはない。距腿関節包，距踵関節包の後方部は直視下に横切して解離する 図4 。

> **トラブル NEXUS view**
> 距腿関節包，距踵関節包の後方部を展開するとき，外側に長・短腓骨筋腱の走行をみることができるので，これらを傷つけないよう注意する。

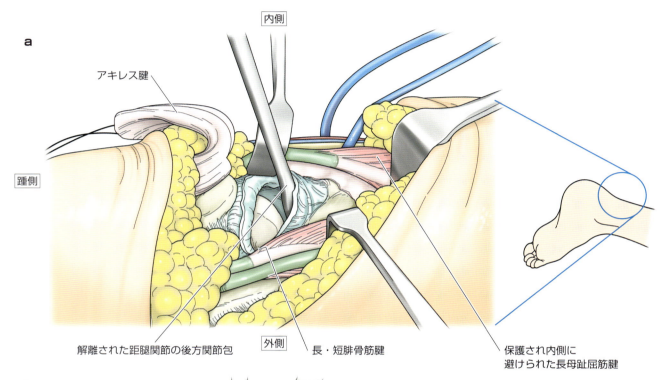

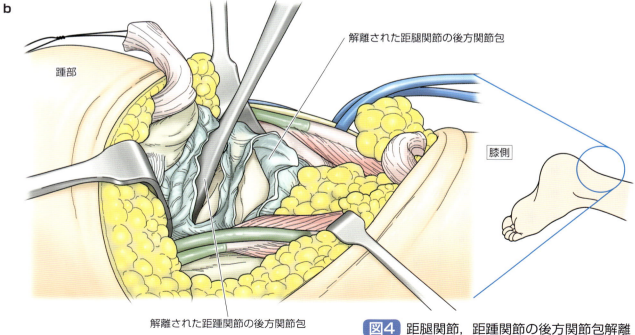

図4 距腿関節，距踵関節の後方関節包解離
a：距腿関節の後方関節包解離
b：距踵関節の後方関節包解離

踵腓靱帯切離，踵立方関節の解離，二分靱帯の切離

外側解離は，踵腓靱帯を直視下に同定し，これを切離する 図5a 。Cincinnati皮切はこの操作が直視下に行えるので，確実に同靱帯を切離できる利点がある。

次いで外側遠位では踵立方関節を確認し，関節包を切離するとともに背側部で踵骨から舟状骨および立方骨へ分岐している二分靱帯も直視下に切離する 図5b 。

以上の操作で後方解離と外側解離が完了する。

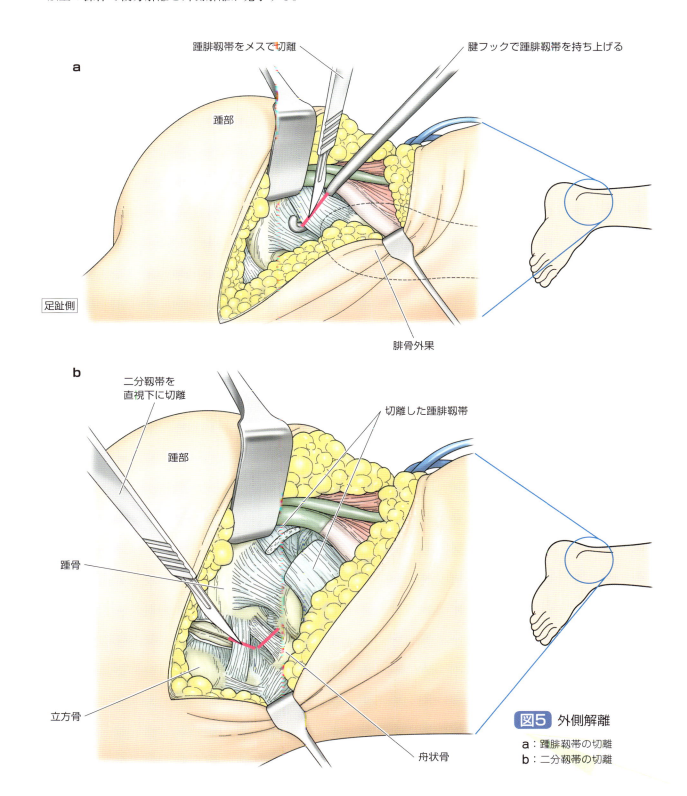

図5 外側解離
a：踵腓靱帯の切離
b：二分靱帯の切離

3 内方解離

長趾屈筋腱鞘の腱鞘切開と後脛骨筋腱のZ状切離

　内方解離では，まず最初に神経血管束の前方に走行する長趾屈筋腱を同定し，長母趾屈筋腱と同様にHenry結節まで腱鞘切開を行う 図6a 。

　次いで，さらに前方を走行する後脛骨筋腱の腱鞘切開を行い，これをZ状に2～3cm切離する 図6b 。

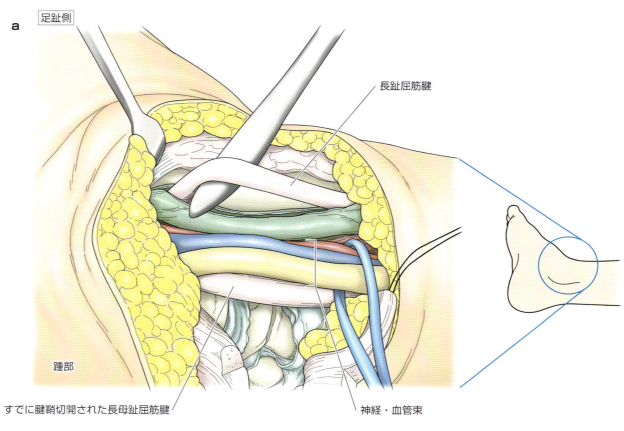

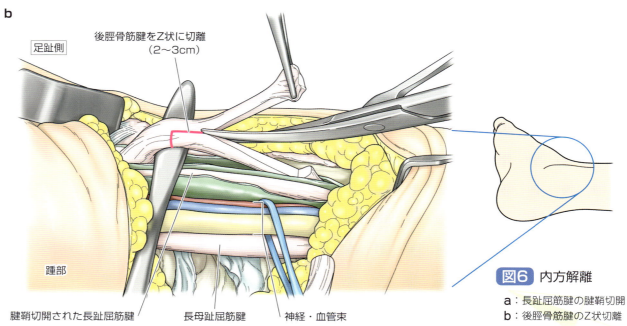

図6 内方解離
a：長趾屈筋腱の腱鞘切開
b：後脛骨筋腱のZ状切離

距舟関節の解離

切離した後脛骨筋腱の遠位断端の一部は舟状骨粗面に停止しているので，これを追いかけていくことで距舟関節包に到達できる．関節包が確認できれば鋭的切開を加え，解離を行う 図6c 。舟状骨の内方偏位により距骨頭は奥に隠れているので，直視下に引き出して舟状骨関節面と正対して整復できることを確認する．

最後に底側踵舟靱帯（スプリング靱帯）を直視下に持ち上げて切離を行う．

> **コツ&注意　NEXUS view**
>
> 距舟関節包を正確に切離すれば粘稠な関節液が漏出する．逆にこの漏出がなければ正確な位置を展開していない可能性がある．
> 距舟関節の解離では背側まで十分行う．
> 著者らは内方解離の範囲を必要最小限にする目的で三角靱帯の浅層はなるべく切離しないこととしているが，前記の操作で解離が不十分な場合はやむをえず切離する．また症候性できわめて拘縮の強い内反足を除いては，骨間距踵靱帯も切離せず温存している．

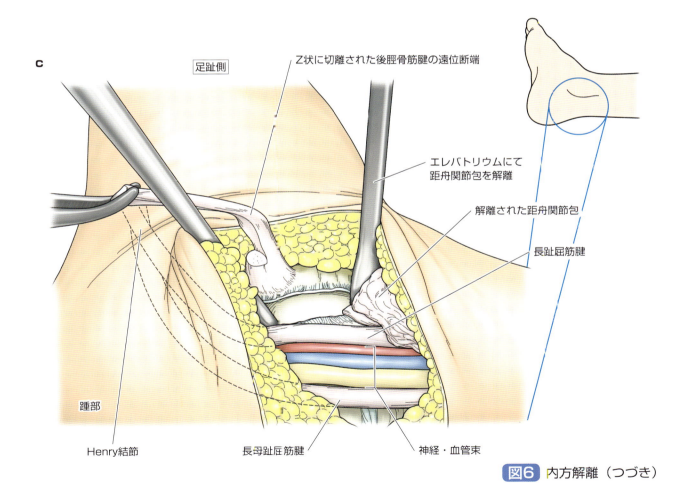

図6 内方解離（つづき）
c：距舟関節の解離

4 変形矯正後のK-wire固定，各腱の延長と縫合

　以上の操作で距骨下関節が全周性に解離できれば距骨の可動性が得られるので，足根骨間の矯正を行う．

　まず距舟関節を直視下に整復して距骨後方から1.6mm径（または1.8mm径）のK-wireを刺入し，固定する 図7a 。刺入したK-wireは足背部で創外に出し，断端部を弯曲させ切断する 図7b 。

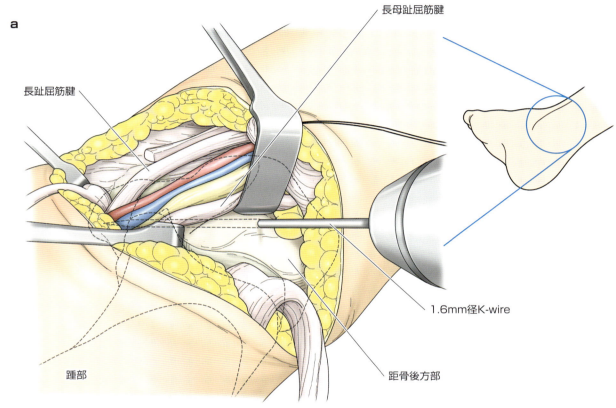

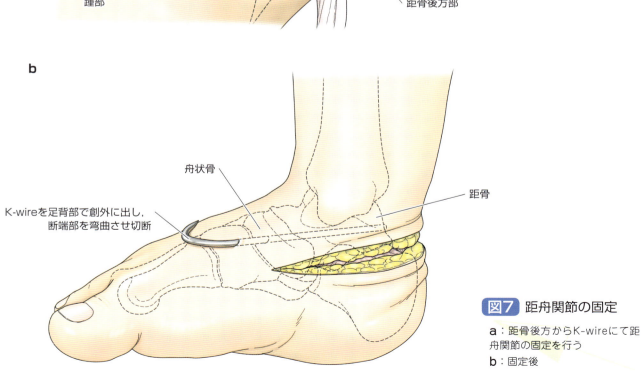

図7 距舟関節の固定
a：距骨後方からK-wireにて距舟関節の固定を行う
b：固定後

次に距踵関節の矯正（特に尖足矯正）を行い，1.6mm径（または1.8mm径）のK-wireを足底から脛骨に向かって刺入し 図8a，足関節を固定する．さらにもう1本は足底から距骨まで刺入し，合計3本で足根骨間を固定する 図8b。

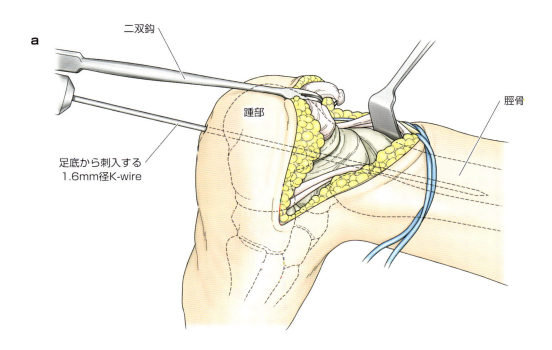

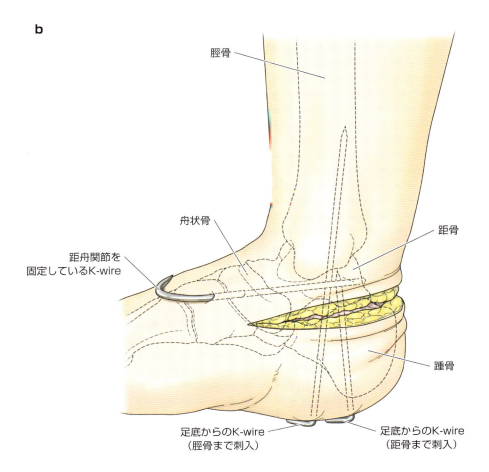

図8 距踵関節の固定
a：足底から2本のK-wireにて距踵関節の固定を行う
b：固定後

腱鞘切開した長母趾・長趾屈筋腱は，筋腱移行部で腱性部のみを切離するfractional延長とし，Z状切離した後脛骨筋腱とアキレス腱は適度の緊張をもって延長縫合する図9。

　最後に十分洗浄して創閉鎖を行う。

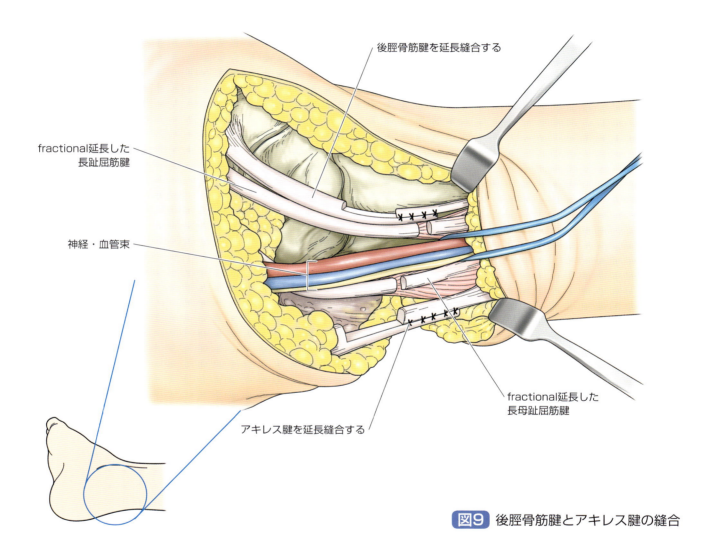

図9　後脛骨筋腱とアキレス腱の縫合

5 術後の固定と装具

術後は膝関節90°屈曲位で長下肢ギプス固定を行っている 図10a 。3週間固定した後，背屈0°，底屈はフリーに調整した短下肢装具に変更する 図10b 。このときに足関節を固定しているK-wireのみを抜去し，装具装着下に積極的な底屈運動を促すことを保護者に指導する。残りすべてのK-wireは術後6週間で抜去する。

> **コツ&注意 NEXUS view**
>
> 術後のギプス固定は下腿から足部の良好なアライメント確保とギプスの脱転予防目的で長下肢固定としている。
> 同術式を含む広範囲軟部組織解離術では術後の可動域制限（特に底屈制限）が問題となることが多い。このため著者らはギプス固定をできるだけ短期間とする。すなわち術後3日間でギプスを除去して装具に変更する。その際，足底から脛骨へのK-wireのみを抜去し，できるだけ早期の足関節底屈訓練を実施している。

a

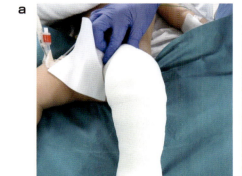
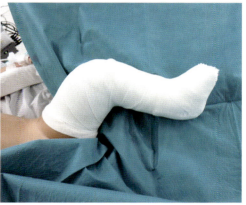

b

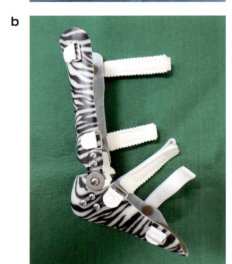
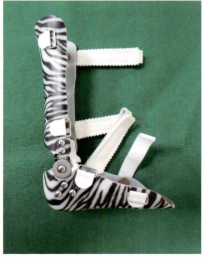

図10 ギプス固定
a：術後のギプス固定
b：ギプス固定後に使用する短下肢装具

文献

1) Simons GW. Complete subtalar release in club feet：Part I-A preliminary report. J Bone Joint Surg Am 1985；67：1044-55.
2) Turco VJ. Surgical correction of the resistant club foot. One-stage posteromedial release with internal fixation: a preliminary report. J Bone Joint Surg Am 1971；53：477-97.
3) Crawford AH, Gabriel KR. Foot and ankle problems. Orthop Clin North Am 1987；18：649-66.

整形外科 骨折ギプスマニュアル DVD付

書籍と動画で全面サポート！
スペシャリストの教えるギプステクニックを身につけよう！

編集 日本骨折治療学会教育委員会

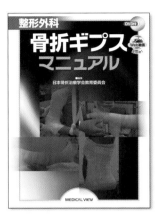

骨折に対する最も基本的な治療法であるギプスの基本的な操作・適応・合併症と禁忌から，各種骨折に対するギプス巻きのテクニックは段階ごとに順を追って写真・イラストで具体的に解説。付属のDVDおよびWeb配信による動画では著者による字幕・音声により，注意点やコツをよりわかりやすく解説し，書籍では動画中のポイントを確認しやすいようにマークで明示。注意や工夫が必要な箇所は「+1Step」として著者からのアドバイスを記載。書籍と動画でギプステクニックに熟達できる一冊。

定価（本体11,000円＋税）
A4判・160頁・オールカラー
イラスト100点，写真140点
DVD付・Web動画視聴権付
ISBN978-4-7583-1359-9

目次

総論
- 骨折治癒とバイオメカニクス
- 外固定材料の変遷と特徴
- ギプスの基本操作
- ギプスシーネ，ギプスシャーレ，ブレースの基本操作

骨折ギプス治療の適応・合併症・禁忌
- 小児　成人　高齢者

骨折整復手技と外固定
- 上肢骨折
- 下肢骨折

各論
- アキレス腱断裂に対するギプス固定
  - 新鮮アキレス腱断裂に対するギプス固定

骨折に対するギプス固定
- 小児上腕骨顆上骨折
- 上腕骨骨折に対するハンギングキャスト
- 前腕骨折
- 橈骨遠位端骨折
- 舟状骨骨折
- 基節骨骨折

- 小児大腿骨骨幹部骨折に対するhip spica
- 椎体骨折
- 膝シリンダーキャスト
- 下腿骨骨折
- 足部骨折

骨折 プレート治療マイスター

骨折プレート治療の巨匠へ

編集　澤口　毅　富山市民病院整形外科・関節再建外科部長

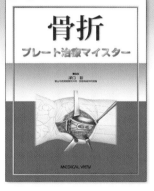

プレート治療の頻度が高い骨折を部位別に取り上げ，基礎的な知識（解剖・画像診断・整復など）と，プレート治療において最も大切な「プレートをどこに置くか」「固定用のスクリューをどこにどの向きで入れるか」などの具体的な手技を，各部位のエキスパートが豊富な経験と工夫に基づき，精緻なイラストを豊富に用いて詳説。

定価（本体18,000円＋税）
B5変型判・364頁・オールカラー
イラスト480点，写真300点
ISBN978-4-7583-1044-4

目次

- 鎖骨骨折
  - 手術の基礎知識
  - 診断
  - プレート手技
- 上腕骨近位部骨折
- 上腕骨骨幹部骨折

- 上腕骨遠位端骨折
- 肘頭骨折
- 橈骨頭骨折
- 前腕骨骨幹部骨折
- 橈骨遠位端骨折
- 手指の骨折

- 仙骨骨折
- 仙腸関節プレート固定法
- 寛骨臼骨折
- 大腿骨近位部骨折（転子部骨折）
- 大腿骨骨幹部骨折
- 大腿骨遠位部骨折

- 脛骨近位部骨折
- 脛骨骨幹部骨折
- 下腿遠位部骨折（Pilon骨折）
- 足関節骨折（果部骨折）
- 踵骨骨折
- 足の骨折

メジカルビュー社
http://www.medicalview.co.jp

※ご注文，お問い合わせは最寄りの医書取扱店または直接弊社営業部まで。

〒162-0845　東京都新宿区市谷本村町2番30号
TEL.03(5228)2050　　FAX.03(5228)2059
E-mail（営業部）　eigyo@medicalview.co.jp

スマートフォンで書籍の内容紹介や目次がご覧いただけます。

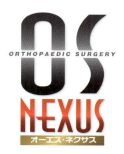

次号予告
2019年1月刊行予定

No.17

末梢神経障害・損傷の修復と再建術

編集担当　岩崎倫政

I 基礎知識と末梢神経損傷
- 末梢神経再生のメカニズム　　　　　　　　　　角家　健
- 末梢神経損傷の診断のポイント　　　　　　　　百瀬敏充ほか
- 末梢神経損傷に対する神経修復術と移植術の基本手技　　山本美知郎
- 末梢神経損傷に対する人工神経を用いた再建術　　藤原浩芳

II 腕神経叢損傷
- 腕神経叢損傷に対する手術（節後損傷に対する神経移植術）　　柿木良介
- 腕神経叢損傷に対する手術（上位型損傷に対する神経移行術）　　本宮　真
- 腕神経叢損傷に対する手術
　（上位型損傷に対する肋間神経交差縫合術）　　山本真一
- 腕神経叢損傷に対する手術（肘関節機能再建法）　　國吉一樹
- 腕神経叢損傷に対する手術（全型麻痺に対する機能再建法）　　坂本相哲ほか

III そのほかの臨床でよくみる神経損傷・麻痺・疾患
- 副神経損傷に対する修復術　　池田和夫
- 胸郭出口症候群に対する治療　　古島弘三ほか
- 特発性前骨間神経麻痺，
　特発性後骨間神経麻痺に対する神経束間剥離術　　越智健介ほか
- 肘部管症候群に対する手術　　鈴木　拓ほか
- 手根管症候群に対する手術　　岡田貴充
- 橈骨神経麻痺に対する機能再建術　　村瀬　剛
- 腓骨神経麻痺に対する機能再建術　　小野寺智洋
- Morton病の治療　　小久保哲郎ほか

＊項目は一部変更になる場合がございます。

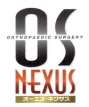

バックナンバーのご案内

No.1　膝・下腿の骨折・外傷の手術
編集　宗田　大／170ページ，2015年1月発行，定価11,880円（8%税込）

No.2　頚椎・腰椎の後方除圧術
編集　西良浩一／198ページ，2015年4月発行，定価11,880円（8%税込）

No.3　手・手関節の骨折・外傷の手術
編集　岩崎倫政／170ページ，2015年7月発行，定価11,880円（8%税込）

No.4　股関節周囲の骨折・外傷の手術
編集　中村　茂／210ページ，2015年10月発行，定価11,880円（8%税込）

No.5　スポーツ復帰のための手術　膝
編集　宗田　大／196ページ，2016年1月発行，定価11,880円（8%税込）

No.6　脊椎固定術　これが基本テクニック
編集　西良浩一／198ページ，2016年4月発行，定価11,880円（8%税込）

No.7　肩・肘の骨折・外傷の手術
編集　岩崎倫政／210ページ，2016年7月発行，定価11,880円（8%税込）

No.8　スポーツ復帰のための手術　股関節，足関節・足部
編集　中村　茂／202ページ，2016年10月発行，定価11,880円（8%税込）

No.9　膝関節の再建法　最適な選択のために
編集　宗田　大／206ページ，2017年1月発行，定価11,880円（8%税込）

No.10　脊椎固定術　匠のワザ
編集　西良浩一／206ページ，2017年4月発行，定価11,880円（8%税込）

No.11　スポーツ復帰のための手術　肩・肘
編集　岩崎倫政／184ページ，2017年7月発行，定価11,880円（8%税込）

No.12　股関節の再建法　成功への準備とコツ
編集　中村　茂／230ページ，2017年10月発行，定価11,880円（8%税込）

No.13 高齢者上肢骨折に対する手術
編集　岩崎倫政／180ページ，2018年1月発行，定価11,880円（8%税込）

Ⅰ．橈骨遠位端・手関節骨折
橈骨遠位端骨折の治療方針／背屈型橈骨遠位端骨折に対する変形治癒防止のためのキャスト固定／橈骨遠位端骨折に対する経皮ピンニング／橈骨遠位端骨折に対する掌側ロッキングプレート固定術／橈骨遠位端骨折後変形治癒に対する矯正骨切り術／背側転位型C3骨折に対する掌側ロッキングプレート単独使用による鏡視下整復・固定術

Ⅱ．肘関節周囲・肘関節骨折
橈骨頭・頸部骨折に対する観血的整復固定術（ORIF）／橈骨頭・頸部骨折に対する人工橈骨頭置換術／肘関節脱臼骨折（terrible triad）に対する手術／上腕骨遠位端関節内骨折に対するプレート固定術

Ⅲ．肩関節周囲・肩関節骨折
上腕骨近位端骨折の治療方針／上腕骨外科頸骨折に対する骨接合術／上腕骨近位端骨折に対する人工骨頭置換術（HHR）／肩関節脱臼骨折の治療方針／肩関節脱臼骨折に対する人工肩関節置換術（RTSA）／鎖骨骨幹部骨折に対する髄内スクリュー固定

No.14 脊椎手術と合併症　回避の技とトラブルシューティング
編集　西良浩一／176ページ，2018年4月発行，定価11,880円（8%税込）

Ⅰ．合併症回避の技
腹臥位手術（体位）による合併症の回避／後頭－頸椎固定術後に起こる呼吸・嚥下障害の回避／腰椎後方手術で起こる硬膜外静脈叢出血対策／X線透視下における高位別PPS挿入法と関連する合併症の回避／MIStにおける椎体間ケージ設置法（PLIF，TLIF，LLIF）と合併症の回避／TF-PELDのアプローチに起因する神経損傷の回避／MED & MELの合併症の回避／Balloon kyphoplasty（BKP）における骨セメント漏洩の回避／透析脊椎症手術における合併症の回避／PJKとPJF（後弯矯正術）の回避／同部位椎間板再発ヘルニアの再手術／腫瘍脊椎骨全摘術（TES）における感染の回避

Ⅱ．トラブルシューティング
髄液漏を防ぐための硬膜修復術／MED法による硬膜損傷パッチテクニック／PJK & PJF（後弯矯正術）のリカバリー／ロッド折損時のリカバリー手術／脊椎instrumentationの術後感染対策

No.15 膝関節手術の落とし穴　陥らないためのテクニック
編集　宗田　大／226ページ，2018年7月発行，定価11,880円（8%税込）

Ⅰ．靭帯縫合・再建法
ハムストリングを用いたACL再建におけるTightRope®，ENDOBUTTON®固定の落とし穴／ACL再建術－3つの代表的アプローチの落とし穴／成長線開存例に対するACL再建術の落とし穴／PCL再建法の落とし穴／BTB手術－Interference screw使用の落とし穴

Ⅱ．半月板縫合法，ほか
内側半月板後根断裂（MMPRT）に対する縫合法の落とし穴／後外側半月板ルート損傷（PLMRT）に対する縫合法の落とし穴／放射状断裂に対する縫合法の落とし穴／変性内側半月板に対する縫合法の落とし穴／高度外側型変形性膝関節症に対する外側半月板centralization法の落とし穴／各種デバイス使用法の落とし穴／離断性骨軟骨炎（OCD）の再固定法の落とし穴

Ⅲ．骨切り術
高度内反型変形性膝関節症に対する骨切り術DLOの落とし穴／外側型変形性膝関節症に対する骨切り術の落とし穴／ロッキングプレートを用いた逆V字型高位脛骨骨切り術の落とし穴／Around the knee osteotomyのピットフォールとその回避法

■ 年間購読お申し込み・バックナンバー購入方法

・年間購読およびバックナンバー申し込みの際は，最寄りの医書店または小社営業部へご注文ください。

・小社ホームページまたは本誌付属の綴じ込みハガキでもご注文いただけます。
　ホームページでは，本誌に紹介されていないバックナンバーの目次の詳細・サンプルページもご覧いただけます。

【お問い合わせ先／ホームページ】
株式会社メジカルビュー社　〒162-0845 東京都新宿区市谷本村町2-30　Tel：03（5228）2050
E-mail：eigyo@medicalview.co.jp（営業部）URL：http://www.medicalview.co.jp

OS NEXUS No.16
小児の四肢手術　これだけは知っておきたい

2018年11月10日　第1版第1刷発行

- ■編集委員　宗田　大・中村　茂・岩崎倫政・西良浩一
- ■担当編集委員　中村　茂　なかむらしげる
- ■発行者　三澤　岳
- ■発行所　株式会社メジカルビュー社
  〒162-0845 東京都新宿区市谷本村町2-30
  電話　03(5228)2050(代表)
  ホームページ http://www.medicalview.co.jp/

  営業部　FAX 03(5228)2059
  　　　　E-mail　eigyo@medicalview.co.jp

  編集部　FAX 03(5228)2062
  　　　　E-mail　ed@medicalview.co.jp

- ■印刷所　シナノ印刷株式会社

ISBN978-4-7583-1395-7 C3347

©MEDICAL VIEW, 2018. Printed in Japan

- 本書に掲載された著作物の複写・複製・転載・翻訳・データベースへの取り込みおよび送信（送信可能化権を含む）・上映・譲渡に関する許諾権は，(株)メジカルビュー社が保有しています．
- JCOPY 〈出版者著作権管理機構　委託出版物〉
  本書の無断複製は著作権法上での例外を除き禁じられています．複製される場合は，そのつど事前に，出版者著作権管理機構(電話 03-3513-6969, FAX 03-3513-6979, e-mail：info@jcopy.or.jp)の許諾を得てください．
- 本書をコピー，スキャン，デジタルデータ化するなどの複製を無許諾で行う行為は，著作権法上での限られた例外(「私的使用のための複製」など)を除き禁じられています．大学，病院，企業などにおいて，研究活動，診察を含み業務上使用する目的で上記の行為を行うことは私的使用には該当せず違法です．また私的使用のためであっても，代行業者等の第三者に依頼して上記の行為を行うことは違法となります．
- 本書の電子版の利用は，本書1冊について個人購入者1名に許諾されます。購入者以外の方の利用はできません。また，図書館・図書室などの複数の方の利用を前提とする場合には，本書の電子版の利用はできません。

執刀医となった日から即役立つ！基本的な手技を学べる 現場に即した手術書シリーズ

新 執刀医のための サージカルテクニック
Surgical Techniques for Masters

総編集 德橋 泰明 日本大学医学部整形外科学系整形外科学分野主任教授

2004年から刊行し，基本的な手術書として好評を得た『執刀医のためのサージカルテクニック』シリーズ。それから10年以上が経過し，手術手技・使用器具の進歩により大きく変更されている術式や，新たな術式も取り上げ，今の時代に即した手術内容で新シリーズとして刊行。
より執刀医の視点に立った記述で，最前線で活躍する経験豊かな臨床医からのアドバイスが豊富に散りばめられている。さらに助手を卒業していざ執刀医となった医師のニーズに応える情報も提供。手術を行うすべての整形外科医必携の書！

体裁：B5変型判・オールカラー・240頁程度

そろそろ助手を卒業ですか？
実は執刀医は手術のこんなところに注意しているんです！

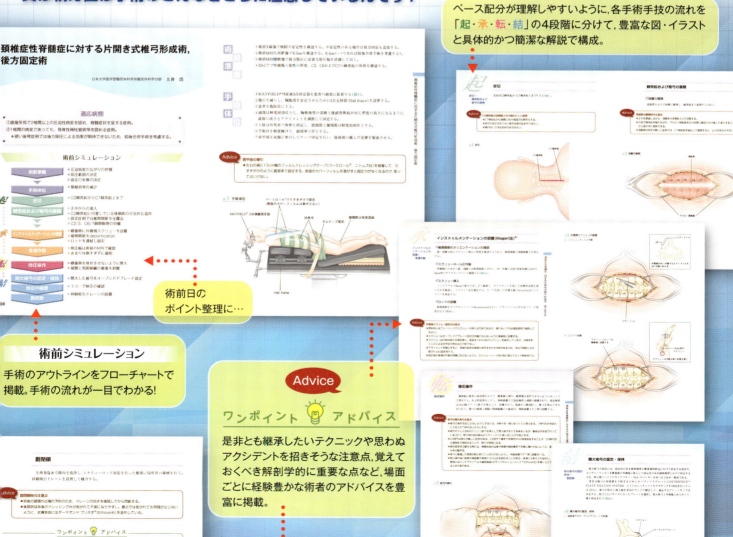

ペース配分が理解しやすいように，各手術手技の流れを「起・承・転・結」の4段階に分けて，豊富な図・イラストと具体的かつ簡潔な解説で構成。

術前シミュレーション
手術のアウトラインをフローチャートで掲載。手術の流れが一目でわかる！

Advice ワンポイントアドバイス
是非とも継承したいテクニックや思わぬアクシデントを招きそうな注意点，覚えておくべき解剖学的に重要な点など，場面ごとに経験豊かな術者のアドバイスを豊富に掲載。

MEDICAL VIEW

シリーズの構成　　　新 執刀医のためのサージカルテクニック

脊椎

担当編集 德橋 泰明　日本大学医学部整形外科学系整形外科学分野主任教授

目次

- 執刀医の心得
- 腰椎椎間板ヘルニアに対する髄核摘出術（いわゆるLove法）
- 腰椎椎間板ヘルニアに対する内視鏡下椎間板摘出術（MED）
- 腰部脊柱管狭窄症に対する棘突起縦割式椎弓切除術
- 腰椎変性疾患に対する後側方固定術（PLF）
- 腰椎変性すべり症に対する後方進入椎体間固定術
- 頚椎症性脊髄症に対する片開き式椎弓形成術，後方固定術
- 頚椎症性脊髄症に対する棘突起縦割式椎弓形成術（T-saw laminoplasty）
- 頚椎症性神経根症，脊髄症に対する前方除圧固定術
- 骨粗鬆症性椎体骨折に対するBalloon kyphoplasty
- 骨粗鬆症性椎体骨折偽関節に対する椎体形成術併用の後方固定術
- 胸腰椎移行部脊椎外傷に対する後方固定術
- 転移性脊椎腫瘍に対するMISt（最小侵襲脊椎安定術）
- 環軸椎亜脱臼に対する後方固定術XLIF®（eXtreme Lateral Interbody Fusion）
- 腰椎変性側弯症に対するOLIF（oblique lateral interbody fusion）
- 馬尾腫瘍摘出術

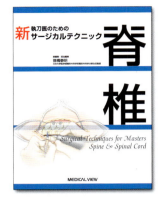

■ 定価（本体13,000円＋税）
256頁・イラスト300点
ISBN978-4-7583-1862-4

上肢

担当編集 長尾 聡哉　板橋区医師会病院整形外科部長　日本大学医学部整形外科学系整形外科学分野講師

目次

- 執刀医の心得
- 鎖骨骨折に対する観血的整復固定術
- 上腕骨近位端骨折に対するプレート固定術
- 上腕骨近位端・骨幹部骨折に対する髄内釘固定術
- 上腕骨遠位端骨折に対する観血的整復固定術
- 肘頭骨折に対する観血的整復固定術
- 前腕骨骨折に対するプレート固定術
- 橈骨遠位端骨折に対する掌側ロッキングプレート固定術
- 舟状骨骨折に対する観血的整復固定術
- 手指骨折に対する経皮的鋼線固定術・プレート固定術
- 小児肘関節周辺骨折の手術
- 肩関節鏡視下手術
- 肘関節鏡視下手術
- 肘部管症候群に対する単純除圧術・尺骨神経皮下前方移動術
- 手根管症候群に対する手根管開放術
- ばね指に対する腱鞘切開術
- 手指屈筋腱断裂に対する腱縫合術
- 手指伸筋腱断裂に対する腱縫合術
- 前腕・手部神経損傷に対する神経縫合術
- 上肢軟部腫瘍の手術

12月刊行予定　■ ISBN978-4-7583-1860-0

下肢

担当編集 齋藤 修　日本大学医学部整形外科学系整形外科学分野准教授

目次

- 執刀医の心得
- 股関節後方脱臼骨折（後壁骨折）に対するORIF
- FAIに対する股関節鏡視下手術
- 人工股関節全置換術（THA）：後方アプローチ セメントレス
- 大腿骨頚部骨折に対する人工骨頭置換術・後方アプローチ
- 大腿骨頚部骨折（不安定型）に対するTwin Hookを用いたORIF
- 大腿骨転子部骨折に対するshort femoral nail法
- 大腿骨転子部骨折に対するcephalomedullary long nail法
- 大腿骨ステム周囲骨折に対するORIF
- 膝蓋骨骨折に対するORIF
- 脛骨高原骨折に対するORIF
- ハムストリングを用いた解剖学的二重束前十字靱帯再建術
- 高位脛骨骨切り術（HTO）・Opening wedge HTO
- 人工膝関節全置換術（TKA）
- 人工膝関節単顆置換術（UKA）
- Pilon骨折に対するORIF
- 髄内釘を用いた距骨体部切除併用足関節固定術
- 人工足関節置換術（TAA）
- 距骨骨軟骨損傷に対する骨髄刺激法
- 踵骨骨折に対する外側横皮切による整復固定術
- アキレス腱断裂に対する強固な腱縫合術

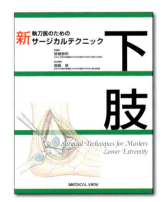

■ 定価（本体14,000円＋税）
280頁・イラスト300点
ISBN978-4-7583-1861-7

定価13,000円程度　体裁：B5変型判・240頁程度・オールカラー

メジカルビュー社

※ご注文，お問い合わせは最寄りの医書取扱店または直接弊社営業部まで。

〒162-0845 東京都新宿区市谷本村町2番30号
TEL.03（5228）2050　E-mail（営業部）eigyo@medicalview.co.jp
FAX.03（5228）2059　http://www.medicalview.co.jp

スマートフォンで書籍の内容紹介や目次がご覧いただけます。